W0262331

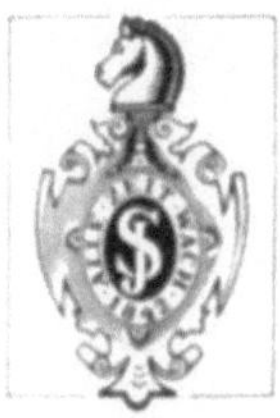

Hans-Peter Kruse

Die primäre Osteoporose und ihre Pathogenese

Klinische und knochenhistologische Untersuchungen bei 108 unbehandelten Fällen

Mit 15 Abbildungen und 19 Tabellen

Springer-Verlag
Berlin Heidelberg New York 1978

PD Dr. med. HANS-PETER KRUSE
I. Medizinische Universitäts-Klinik Hamburg
Abteilung Klinische Osteologie
D-2000 Hamburg 20

ISBN-13: 978-3-540-08797-7   e-ISBN-13: 978-3-642-66971-2
DOI: 10.1007/978-3-642-66971-2

CIP-Kurztitelaufnahme der Deutschen Bibliothek. Kruse, Hans-Peter. Die primäre Osteoporose und ihre Pathogenese: klin. u. knochenhistolog. Unters. bei 108 unbehandelten Fällen. —
Berlin, Heidelberg, New York: Springer, 1978.

Das Werk ist urheberrechtlich geschützt. Die dadurch begründeten Rechte, insbesondere die
der Übersetzung, des Nachdruckes, der Entnahme von Abbildungen, der Funksendung, der
Wiedergabe auf photomechanischem oder ähnlichem Wege und der Speicherung in Daten-
verarbeitungsanlagen bleiben, auch bei nur auszugsweiser Verwertung, vorbehalten.
Bei Vervielfältigungen für gewerbliche Zwecke ist gemäß § 54 UrhG eine Vergütung an den
Verlag zu zahlen, deren Höhe mit dem Verlag zu vereinbaren ist.
© by Springer-Verlag Berlin · Heidelberg 1978.

Die Wiedergabe von Gebrauchsnamen, Handelsnamen, Warenbezeichnungen usw. in diesem
Werk berechtigt auch ohne besondere Kennzeichnung nicht zu der Annahme, daß solche Namen
im Sinne der Warenzeichen- und Markenschutz-Gesetzgebung als frei zu betrachten wären und
daher von jedermann benutzt werden dürften.
Satz, Offsetdruck und Bindearbeiten: Carl Ritter & Co., 6200 Wiesbaden.
2124-3130/543210

*Friedrich Kuhlencordt
in Dankbarkeit für eine langjährige
vertrauensvolle Zusammenarbeit
gewidmet*

Geleitwort

Die vorliegende Arbeit ergab sich aus einem wissenschaftlichen Schwerpunkt der Abteilung Klinische Osteologie der I. Medizinischen Klinik der Universität Hamburg. Diese Abteilung hat sich seit ihrer Gründung 1965 intensiv mit den vielfältigen Problemen metabolischer und endokriner Osteopathien befaßt. Auf dieser Grundlage ist das ausgewertete Kollektiv klinisch, biochemisch, knochenhistologisch und radiologisch eingehend stationär untersucht worden. In die Studie einbezogen sind nur unbehandelte Fälle, die erst nach Ausschluß aller möglichen bekannten Ursachen dann als primäre Osteoporosen klassifiziert sind. Dies bedarf der besonderen Betonung, da dieses Krankheitsbild klinisch oft unscharf definiert wird und vielfach auch nur eine ungenaue Abgrenzung gegenüber der physiologischen Altersatrophie des Knochengewebes erfährt.

Bei der großen allgemeinen und interdisziplinären Bedeutung der Osteoporose, besonders aber in der inneren Medizin, der Orthopädie, der Chirurgie und in anderen Fächern ist es überraschend, daß bislang kein nach Definition, Auswahlkriterien und Methodik vergleichbares Krankengut veröffentlicht wurde.

Aufgrund der dokumentierten Ergebnisse dieser Arbeit werden die bisher hypothetischen Vorstellungen über die Pathogenese und den klinischen Verlauf der primären Osteoporose konkret belegt. So kann ich nur wünschen, daß diese Monographie eine ihrer Bedeutung gemäße Resonanz findet, die unsere Auffassung von der Osteoporose in Theorie und Praxis sicher beeinflussen wird.

Hamburg, Frühjahr 1978   FRIEDRICH KUHLENCORDT

Vorwort

Unter den metabolischen und endokrinen Osteopathien nimmt die Osteoporose in der Häufigkeit den ersten Rang ein. Während die verschiedenen sekundären Formen auf bekannte Grunderkrankungen zurückgeführt werden, ist die Ursache der primären Osteoporose definitionsgemäß unbekannt. Dementsprechend bestehen bislang keine klaren Vorstellungen über ihre Pathogenese. Die vorliegende Studie versucht durch klinische und knochenhistologische Untersuchungen diese Lücke zu schließen.

Die Befunde der Kalziumkinetik wurden in der Nuklearmedizinischen Abteilung der Radiologischen Klinik erhoben und mir von Herrn Professor Dr. Schneider zur Verfügung gestellt, dem ich an dieser Stelle danken möchte. Weiterhin gilt mein Dank Herrn Professor Dr. Bücheler für die Anfertigung der Röntgenaufnahmen des Skeletts und Herrn Professor Dr. Jungbluth für die in Einzelfällen durchgeführten Probeexcisionen vom Beckenkamm sowie für die statistische Beratung Herrn Dr. Rehpenning. Außerdem möchte ich den Mitarbeitern der Abteilung Klinische Osteologie danken, insbesondere Frau Dipl.-Chem. E. Sommer und Herrn Dr. J.-D. Ringe sowie Frau E.-M. Hobbje, Frau V. Hohlweg, Frl. C. Kieck, Frau G. Wander, Frau B. Zaman und Herrn G. Maaß.

Die materielle Unterstützung der Arbeit erfolgte teilweise durch den Sonderforschungsbereich 34 „Endokrinologie" der Deutschen Forschungsgemeinschaft.

Hamburg, Frühjahr 1978   HANS-PETER KRUSE

Inhaltsverzeichnis

I. Einleitung 1

II. Definition und klinische Einteilung der Osteoporose 3

A. Definition 3
B. Klinische Einteilung 4

III. Krankengut 6

IV. Methoden 9

A. Biochemie 9

1. Kalziumkonzentration im Serum und Kalziumausscheidung im Urin 9
2. Kreatininkonzentration im Serum, endogene Kreatininclearance und
   Kalzium/Kreatinin-Quotient im Urin 9
3. Alkalische Phosphatase im Serum 10
4. Hydroxyprolinausscheidung im Urin 10

B. Radiologie 10

1. Bestimmung des Röntgen-Index 10
2. Mineralgehaltsmessung 11
3. Kalziumkinetik 11

C. Knochenhistologie 12

1. Beckenkammbiopsie 12
2. Histomorphometrie 12

D. Statistik 17

V. Ergebnisse 18

A. Tabellarische Zusammenstellung der Ergebnisse 18
B. Biochemie 19

1. Kalziumkonzentration im Serum 19
2. Kreatininkonzentration im Serum und endogene Kreatininclearance 23
3. Aktivität der alkalischen Serumphosphatase 25
4. Renale Kalziumausscheidung 25
5. Hydroxyprolinausscheidung im Urin 27

C. Radiologie 30

1. Knochenmineralgehalt des Radius 30
2. Röntgen-Index 31
3. Beziehungen zwischen Knochenmineralgehalt, Röntgen-Index und
   volumetrischer Spongiosadichte 33

D. Histomorphometrie der Beckenkammspongiosa 35

1. Strukturparameter:
   Volumendichte, Oberflächendichte und spezifische Spongiosaoberfläche   35
2. Knochenumbauparameter 37

E. Kalziumkinetik 43

VI. Diskussion 46

A. Aussagekraft verschiedener biochemischer, radiologischer und kalziumkinetischer Parameter in der Beurteilung der primären Osteoporose 47

1. Biochemie 47
   a) Kalziumkonzentration im Serum 47
   b) Aktivität der alkalischen Serumphosphatase 48
   c) Renale Kalziumausscheidung 50
   d) Hydroxyprolinausscheidung im Urin 51
2. Radiologie 52
3. Kalziumkinetik 55

B. Struktur und Umbau der Beckenkammspongiosa bei primärer Osteoporose   57

1. Knochenstruktur 58
2. Knochenumbau 60

C. Möglichkeiten von Pathogenese und Verlauf der primären Osteoporose   61

VII. Zusammenfassung 70

Literatur 73

Sachverzeichnis 85

I. Einleitung

Zu den metabolischen Osteopathien zählen die Osteodystrophia fibrosa generalisata, die Osteomalazie und die Osteoporose. Gemeinsames Kennzeichen dieser Erkrankungen ist ein lokaler oder generalisierter Mineralverlust des Skelets, der zum Begriff der calcipenischen Osteopathien führte (Bartelheimer, 1956, 1966). Ätiologisch und pathogenetisch bestehen enge Verbindungen zum Kalziumphosphatstoffwechsel sowie zu anderen Organsystemen, insbesondere zum Endokrinium, zum Gastrointestinaltrakt und zu den Nieren (Kuhlencordt u. Kruse, 1977a, b). Während die Osteodystrophia fibrosa generalisata stets Ausdruck einer gesteigerten Nebenschilddrüsenaktivität ist, können die Ursachen einer Osteomalazie und Osteoporose sehr vielfältig sein. Mineralisationsstörungen des Skelets entwickeln sich am häufigsten über einen D-Mangel durch Malabsorption und Maldigestion, D-Stoffwechselstörungen und renale tubuläre Funktionsstörungen (Kruse, 1977). Eine Osteoporose kann Folge endokriner, gastrointestinaler, alimentärer, metabolischer, renaler, genetischer oder anderer Störungen sein (Bartelheimer u. Schmitt-Rohde, 1956; Delling, 1975; Kuhlencordt, 1971; Morgan, 1973; Nordin, 1973a) und wird dann als sekundäre Osteoporose bezeichnet. Im Gegensatz zur Osteomalazie, die sich durch klinische Untersuchungen in praktisch allen Fällen ätiologisch klären läßt, verbleibt neben den sekundären Osteoporosen eine große Zahl mit unklarer Ursache, die daher primäre oder auch idiopathische Osteoporose genannt werden. Bei den sekundären Formen finden sich je nach Grunderkrankung sehr variable klinische und laborchemische Befunde. Histopathologisch kommen neben reinen Osteoporosen auch Kombinationen mit Osteomalazien und Osteodystrophien vor. Die primäre Osteoporose ist dagegen in der Regel durch eine normale Laborchemie gekennzeichnet und die Knochenhistologie zeigt neben der Rarefizierung der Spongiosa oft physiologische, seltener pathologische Umbauvorgänge. Diese Beobachtungen führten zur Entwicklung einer schematischen Vorstellung über Verlaufsmöglichkeiten und pathogenetische Mechanismen der Osteoporose (Kuhlencordt, 1976; Kuhlencordt u. Kruse, 1974; Kuhlencordt u. Mitarb., 1970). Dabei wurde histologisch zwischen aktiver und inaktiver Osteoporose differenziert und auf einen schubweisen Verlauf der Osteoporose geschlossen.

Um diese Hypothesen durch konkrete Daten zu untermauern, bedurfte es der systematischen Analyse eines größeren Krankengutes, das in den letzten Jahren aus der Arbeit der Abteilung Klinische Osteologie der I. Medizinischen Universitätsklinik Hamburg entstanden ist.

In der vorliegenden Arbeit wird ein Patientenkollektiv mit primärer Osteoporose mit klinischen, radiologischen und knochenhistomorphometrischen Methoden untersucht. Ziel der Studie ist es,

1. die Knochenumbauprozesse dieser Skeleterkrankung zu analysieren,

2. Rückschlüsse auf die Pathogenese und den Verlauf der primären Osteoporose zu ziehen und

3. durch Korrelation der verschiedenen Meßwerte die Aussagekraft einzelner Parameter für die Beurteilung des Krankheitsbildes zu überprüfen.

Zum Verständnis ist der Darstellung der eigenen Untersuchungen ein kurzer Abschnitt über Definition und klinische Einteilung der Osteoporose vorangestellt.

II. Definition und klinische Einteilung der Osteoporose

A. Definition

Die Osteoporose wird als ein Zustand definiert, bei dem die Knochenmasse bzw. das absolute Knochenvolumen gegenüber der alters- und geschlechtsentsprechenden Norm vermindert ist (Albright u. Reifenstein, 1948; Frost, 1966; Kuhlencordt, 1976; Pommer, 1885). Diese Definition beinhaltet keine Aussage über die physikalische oder biochemische Qualität der Knochensubstanz selbst. Zu ihrer quantitativen Untersuchung stehen eine Reihe von biochemischen und biophysikalischen Methoden zur Verfügung (Baud u. Pouëzat, 1975; Dulce, 1975), mit denen sich in Einzelfällen verschiedene Normabweichungen nachweisen lassen (Baud u. Mitarb., 1976; Dulce, 1975). Bei der primären Osteoporose haben sich jedoch bisher keine einheitlichen bzw. für diese Osteopathie charakteristischen Befunde ergeben.

Sinngemäß zur Definition ist eine Osteoporose ein krankhafter Zustand bzw. eine Skeleterkrankung (Dambacher u. Haas, 1973; Frost, 1963; Kuhlencordt, 1971; Nordin, 1973b), so daß die Benutzung der Begriffe physiologische und pathologische Osteoporose einen Widerspruch in sich selbst darstellt und dadurch leicht zu Mißverständnissen führt (Krokowski u. Fricke, 1975; McLean u. Urist, 1968; Urist, 1973). Gemeint ist mit der physiologischen Osteoporose die altersbedingte Verminderung der Knochenmasse gegenüber dem Maximum etwa zwischen dem 35. und 40. Lebensjahr, für die gelegentlich auch der Begriff Involutionsosteoporose gebraucht wird.

In der klinischen Diagnostik kann die pathologisch-anatomische Definition der Osteoporose gelegentlich Schwierigkeiten bereiten, da die Variationsbreite der normalen Knochenmasse relativ groß und der Übergang vom physiologischen in den pathologischen Bereich unscharf ist. Außerdem gibt es bislang keine klinische Methode, mit der die Gesamtknochenmasse mit hinreichender Genauigkeit bestimmt werden kann (Horsman, 1976). Urist (1973) geht daher in seiner Auffassung so weit, daß von einer Osteoporose erst beim Auftreten einer Wirbelkörperspontanfraktur gesprochen werden kann. Die Frakturgrenze steht dabei in Abhängigkeit vom Aschegewicht pro Kubikzentimeter Knochen und liegt bei 0,07 g (Arnold, 1964, 1973).

In der Regel wird die Osteoporose-Diagnose und Differentialdiagnose aus dem Mosaik der klinischen Symptomatik, der Biochemie, der radiologischen und der histologischen Skeletbefunde gestellt (Babaiantz, 1948; Bartelheimer u. Schmitt-Rohde, 1957; Büll u. Frey, 1975; Dambacher u. Haas, 1975; Doyle, 1972; Griffith u. Mitarb., 1973; Haas, 1966; Heuck, 1970, 1972; Krokowski, 1966, 1969; Kruse, 1971; Kruse u. Mitarb., 1976a, b; Kuhlencordt u. Mitarb., 1967, 1970; Lozano-Tonkin, 1972; Meißner, 1969; Montz, 1972; Morgan, 1973; Olah, 1975; Reutter, 1974; Thiemann, 1966; Uehlinger, 1958). Aus der Vielzahl der Arbeiten sind an dieser Stelle nur einige zitiert, die die Problematik von verschiedenen Seiten in Übersichtsform betrachten.

Im Rahmen der Osteoporosediagnostik erfolgt aufgrund der methodischen Schwierigkeiten nur selten eine quantitative Erfassung des Schweregrades. In der Klinik wird am häufigsten eine der verschiedenen radiologischen Methoden zur Messung des Knochenmineralgehaltes und/oder die Knochenhistomorpho-metrie angewandt. Beide Verfahren werden in der vorliegenden Arbeit berück-sichtigt.

B. Klinische Einteilung

Eine Osteoporose kann generalisiert oder lokalisiert auftreten, das heißt, das Gesamtskelet oder nur umschriebene Knochenbezirke betreffen. Dies bedeutet allerdings nicht, daß bei einer generalisierten Osteoporose alle Skeletabschnitte im gleichen Ausmaß beteiligt sind. Insbesondere bei der primären Form findet sich oft eine Bevorzugung des Stammskelets, die durch die Unterschiede der Knochenumbauvorgänge an den periostalen, intracorticalen und endostalen Oberflächen erklärt wird (Frost, 1966).

Für alle Osteoporoseformen wird als pathogenetischer Mechanismus eine pathologisch negative Skeletbilanz angenommen, da auf keinem anderen Weg eine Verminderung der Knochenmasse gegenüber der alters- und geschlechts-entsprechenden Norm denkbar ist. Einschränkend muß jedoch betont werden, daß dies voraussetzt, daß in jedem Einzelfall zu einem bestimmten Zeitpunkt ein normales absolutes Knochenvolumen vorhanden gewesen sein muß. Dies ist nicht selbstverständlich, wie das Beispiel der Osteogenesis imperfecta zeigt. Hier liegt eine genetisch bedingte Störung vor, die schon in der Phase der Skeletentwicklung zu einer Verminderung der Knochenmasse führt.

Im Gegensatz zur einheitlichen Pathogenese kann die Ätiologie einer Osteo-porose sehr variabel sein. Neben den Formen, die ätiologisch durch verschiede-ne Grunderkrankungen bedingt sind und als sekundäre Osteoporosen bezeich-net werden, gibt es eine Gruppe mit noch unbekannter Ätiologie, die sogenann-ten primären Osteoporosen.

Die klinische Einteilung der Osteoporose erfolgt heute auf der Basis der genannten Kriterien, nämlich der Ausdehnung und der Ursache der Skeletaf-fektion (Kuhlencordt, 1976), und ist in Tabelle 1 wiedergegeben. Da die Darstel-lung der sekundären Osteoporosen nicht Ziel dieser Arbeit ist, sei an dieser Stelle auf verschiedene Übersichten hingewiesen, in denen die einzelnen Formen

4

Tabelle 1. Klinische Einteilung der Osteoporose nach Lokalisation und Ätiologie. (Nach Kuhlencordt u. Kruse, 1974)

I. Generalisierte Osteoporose	II. Lokalisierte Osteoporose
A. Primär	A. Primär
B. Sekundär	B. Sekundär
1. endokrin	1. Immobilisation
2. gastrointestinal	2. Sudeck-Syndrom
3. alimentär	3. Entzündlicher Rheumatismus
4. metabolisch	4. Knochenmarkserkrankungen
5. renal	5. Osteoklastische Skeletmetastasen
6. genetisch	
7. iatrogen	
8. Immobilisation	

differenziert betrachtet werden (Bartelheimer u. Schmitt-Rohde, 1956; Delling, 1975; Hioco, 1964; Jesserer, 1963; Krüskemper, 1970; Kuhlencordt u. Kruse, 1977b; Morgan, 1973; Nordin, 1973a; Snapper, 1957; Vignon u. Meunier, 1973). Ob es eine primäre lokalisierte Osteoporose gibt, ist nicht endgültig entschieden. Früher wurde die Osteoporosis circumscripta cranii hier eingeordnet, die nach heutiger Auffassung jedoch ein Frühstadium der Osteodystrophia deformans Paget am Schädeldach darstellt.

Die sogenannten juvenilen, postmenopausischen, präsenilen und senilen Osteoporosen zählen zur generalisierten primären Form. Die Adjektive bezeichnen lediglich den Zeitpunkt der Diagnose oder Manifestation der Skeleterkrankung und lassen keinen Rückschluß auf die Ätiologie zu. Es ist jedoch denkbar, daß hier teilweise unterschiedliche ätiologische oder pathogenetische Faktoren eine Rolle spielen, ohne daß diese bislang im einzelnen bekannt sind. Auf die genannten Begriffe kann verzichtet werden, wenn das zu beschreibende Krankengut insbesondere hinsichtlich Geschlecht, Menopause und Altersverteilung genau definiert und die Diagnose der Osteoporose entsprechend der Definition gestellt wird. Damit würden Unklarheiten bei der Anwendung und Verwechslungen der Begriffe mit der physiologischen Abnahme der Knochenmasse mit steigendem Lebensalter entfallen. Schon bei Albright u. Reifenstein (1948) finden sich Überschneidungen zwischen seniler Osteoporose und physiologischer Altersatrophie des Knochens. Cyran (1975) versteht unter Postmenopause-Osteoporose sowohl physiologische als auch pathologische Zustände des Skelets hinsichtlich der Knochenmasse und hält eine Differenzierung in der Praxis für nicht sinnvoll. Dies muß zwangsläufig zu Mißverständnissen und Fehlinterpretationen führen, wenn auf dieser Basis pathophysiologische Zusammenhänge diskutiert und Behandlungen durchgeführt werden.

III. Krankengut

Untersucht wurden 108 unbehandelte Fälle mit primärer Osteoporose, 62 Frauen und 46 Männer, deren Alter zwischen dem 22. und 75. bzw. zwischen dem 23. und 72. Lebensjahr liegt. Das Durchschnittsalter aller Fälle beträgt 51,7 Jahre, das der Frauen 56,4, das der Männer 45,5 Jahre. Die Daten sind in Tabelle 2 zusammengefaßt. 11 Frauen mit einem mittleren Lebensalter von 38,2 Jahren befinden sich noch vor der Menopause. 65 Jahre und älter sind 16 Frauen und 4 Männer. Die Alters- und Geschlechtsverteilung ist in Abbildung 1

Tabelle 2. Tabellarische Übersicht des Krankengutes nach Geschlecht, Fallzahl und Alter

Geschlecht	Zahl der Fälle	Alter (Jahre)	Durchschnittsalter (Jahre)
Frauen und Männer	108	22—75	51,7
Frauen	62	22—75	56,4
Männer	46	23—72	45,5

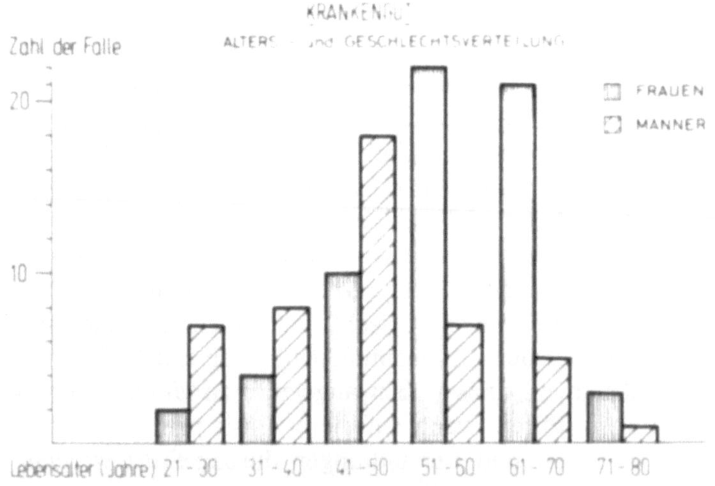

Abb. 1. Alters- und Geschlechtsverteilung des untersuchten Krankengutes. Eine primäre Osteoporose findet sich am häufigsten bei den Frauen zwischen dem 51. und 70., bei den Männern zwischen dem 41. und 50. Lebensjahr

graphisch dargestellt. Hier wird deutlich, daß das weibliche Geschlecht am häufigsten zwischen dem 51. und 70., das männliche zwischen dem 41. und 50. Lebensjahr betroffen ist.

Die primäre Osteoporose wurde in allen Fällen nach einer umfassenden stationären internistischen Untersuchung in der Abteilung Klinische Osteologie der I. Medizinischen Universitätsklinik Hamburg diagnostiziert. Dabei handelt es sich um eine Ausschlußdiagnose, die erst dann gestellt wurde, nachdem sich kein Hinweis auf eine der bekannten möglichen Grunderkrankungen einer sekundären Osteoporose (Tabelle 1) fand. In Tabelle 3 sind die im vorliegenden Krankengut durchgeführten Routineuntersuchungen und die in Einzelfällen am häufigsten angewandten weiterführenden differentialdiagnostischen Maßnah-

Tabelle 3. Klinische Untersuchungen zur Diagnose und Differentialdiagnose der primären Osteoporose. Im Gegensatz zu den am vorliegenden Krankengut durchgeführten Routineuntersuchungen sind die am häufigsten eingesetzten im Einzelfall weiterführenden differentialdiagnostischen Maßnahmen eingeklammert

I. Eigen- und Familienanamnese
Heranziehen früherer Krankenakten und Röntgenaufnahmen des Skelets

II. Physikalische Untersuchung
Größe, Gewicht, Gelenkbeweglichkeit, Gangbild, EKG

III. Laboratoriumsuntersuchungen

A. Serum
Kalzium, ionisiertes Kalzium, Magnesium, anorg. Phosphor,
Natrium, Kalium, Chlor, Eisen, Kupfer, Kreatinin, Harnstoff-N,
Harnsäure, Bilirubin, Gesamteiweiß, Albumin, Cholesterin (Triglyceride),
Glukose (Tagesprofil, orale Belastung), BSG, Blutbild,
Elektrophorese (Immunelektrophorese), alkalische Phosphatase (Isoenzyme),
saure Phosphatase, SGOT, SGPT, CPK, LDH, HBDH, γ-GT, Amylase (Lipase)
(PTH, T 3, T 4, Cortisol, Testosteron), (Säure-Basen-Status)

B. Urin
Kalzium/d, Phosphor/d, (Kreatinin/d), (Hydroxyprolin/d)
(cAMP, Gesamtöstrogene), (pH-Wert),
Sediment, Eiweiß, Glukose, Urobilinogen, spezif. Gewicht

C. Stuhl
(Fett/d)

D. Sonstiges
D-Xylose-Test, (endogene Kreatininclearance), (Phosphatclearance)

IV. Radiologische Untersuchungen

A. Röntgenuntersuchung
Thorax,
Schädel, Wirbelsäule, Becken, Unterarme, Hände, (Gesamtskelet)
(Gastrointestinaltrakt, Gallenwege, Nieren)

B. Mineralgehaltsmessung der Unterarmknochen

C. (Knochenszintigramm), (Kalziumkinetik), (Schilling-Test), (Radio-Jod-Studium)

V. Bioptische Untersuchungen

Knochenbiopsie und Markabstrich, (Sternalpunktion), (Dünndarmbiopsie)

men zusammengestellt. Eine Übersicht über das diagnostische Vorgehen bei Osteopathien findet sich bei Dambacher u. Haas (1975).

Das Kollektiv dieser Arbeit stellt das unausgewählte Krankengut mit primärer Osteoporose der Abteilung der letzten Jahre dar. Nur durch die Tatsache, daß die Patienten direkt vom Hausarzt oder von einer anderen Klinik der Abteilung Klinische Osteologie überwiesen wurden, fand eine gewisse Selektion statt. Außerdem muß betont werden, daß nur bis dahin unbehandelte Fälle in die Studie einbezogen wurden.

IV. Methoden

Die allgemeine klinisch-internistische Untersuchung des Krankengutes wurde
schon im vorhergehenden Abschnitt dargestellt, so daß an dieser Stelle nur die
Methoden beschrieben werden, die direkt zu den einzelnen Meßergebnissen
führen.

A. Biochemie

1. Kalziumkonzentration im Serum und Kalziumausscheidung im Urin

Die Bestimmungen der Kalziumkonzentrationen im Serum und im Urin wurden
mit einem Atomabsorptionsspektralphotometer (Perkin-Elmer 300) durchgeführt. Als Verdünnungslösung dient 0,25%iges Strontiumchlorid, als Eichlö-
sung 0,5%iges Calciumcarbonat. In jedem Fall wurden mindestens 3 Bestimmungen der Serumkalziumkonzentration an 3 verschiedenen Tagen und mindestens 6 Messungen der Kalziumausscheidung im 24-Stunden-Urin von 6 verschiedenen Tagen ausgewertet. Als Ergebnisse sind die entsprechenden Mittelwerte angegeben, die Serumkalziumkonzentration in mg pro 100 ml und die
Kalziumausscheidung im Urin in mg pro 24 h. Die laboreigenen Normalwerte
liegen zwischen 9,0 und 10,5 mg Kalzium pro 100 ml Serum und zwischen 100
und 300 mg Kalzium im 24-Stunden-Urin.

2. Kreatininkonzentration im Serum, endogene Kreatininclearance und Kalzium/Kreatininquotient im Urin

Die Bestimmung der Kreatininkonzentration im Serum erfolgte im Zentral-
labor (Professor Dr. K. D. Voigt) mittels Autoanalyzer. Der Normalwert
liegt zwischen 0,7 und 1,4 mg pro 100 ml Serum.

    Die endogene Kreatininclearence wurde nach der bekannten Formel errech-
net:

$$C_{Kreat} = \frac{U}{P} \times \dot{V}_u$$

(U = Kreatininkonzentration im Urin in mg/100 ml; P = Kreatininkonzentration im Plasma in mg/100 ml; $\dot{V}_u$ = Urinmenge in ml/min)

    Aus den bekannten Werten läßt sich der Quotient aus Kalzium (mg/100 ml)
und Kreatinin (mg/100 ml) im Urin errechnen.

3. Alkalische Phosphatase im Serum

Die Bestimmung der Aktivität der alkalischen Serumphosphatase wurde mit
einem Spektralphotometer (Photometer Eppendorf) durchgeführt. Es handelt
sich um eine Zweipunktmessung bei 37° C und 405 nm mit Natrium-p-nitro-
phenylphosphat als Substrat (nach Bessey u. Mitarb., 1946). Der Normalbereich für Erwachsene liegt zwischen 20 und 48 mE pro ml Serum.

Es wurden in jedem Fall mindestens 3 Bestimmungen an 3 verschiedenen
Tagen ausgewertet und die Ergebnisse als Mittelwert angegeben. Wenn die
routinemäßigen Bestimmungen von SGOT, SGPT oder γ-GT Hinweise auf
eine mögliche hepatogene Erhöhung der alkalischen Serumphosphatase erga-
ben, erfolgte keine Auswertung. Isoenzymbestimmungen der alkalischen Phosphatase wurden nicht regelmäßig durchgeführt.

4. Hydroxyprolinausscheidung im Urin

Zur Untersuchung der Hydroxyprolinausscheidung im 24-Stunden-Urin erhielten die Patienten über 4 Tage eine prolinfreie Diät. Die Messungen erfolgten
jeweils im Urin des 3. und 4. Tages nach der Methode von Prockop und
Udenfriend (1960). Die Ergebnisse stellen die Mittelwerte dieser beiden Tage
dar. Nach den laboreigenen Erfahrungen liegt die obere Normgrenze für Frauen
bei 35 mg Hydroxyprolin pro 24 Stunden, für Männer bei 50 mg pro 24
Stunden.

B. Radiologie

1. Bestimmung des Röntgen-Index

Auf der Basis konventioneller Röntgenaufnahmen der Wirbelsäule in 2 Ebenen,
des Schädels, des Beckens, der Hände und Unterarme* wurde unter Berücksichtigung der Anamnese der röntgenologische Schweregrad der Osteoporose
in Form eines Index festgelegt (Kruse u. Mitarb., 1976a, b). Die Indizes sind wie
folgt definiert:

Index 0: Es lassen sich keine für eine Osteoporose typischen Skeletveränderungen nachweisen. (Diese Index-Definition ist nicht gleichbedeutend mit
einem als normal zu beurteilenden Röntgenbild.)

Index 1: Es liegt eine deutlich erhöhte Strahlentransparenz des Skelets vor.

Index 2: Neben einer erhöhten Strahlentransparenz finden sich deformierende
Veränderungen von einem oder mehrerer Wirbelkörper, z. B. Einbrü-
che der Deck- und Abschlußplatten, Keilwirbel, Plattwirbel.

Index 3: Bei Vorliegen der Kriterien des Index 2 ist es auch zu Spontanfrakturen des peripheren Skelets gekommen.

---

* Die Röntgenaufnahmen wurden in der Röntgendiagnostischen Abteilung (Direktor: Prof.
Dr. E. Bücheler) der Radiologischen Universitätsklinik Hamburg angefertigt.

2. Mineralgehaltsmessung

Die Mineralgehaltsmessungen am Radius am distalen Drittel- und Zehntelpunkt erfolgten nach der von Cameron und Sørenson (1963) angegebenen
Methode. Es wurde ein handelsübliches Gerät (Bone Mineral Analyzer, Firma
Norland Instruments) mit einem monochromatischen Photonenstrahl des
^{125}Jod-Isotops benutzt. Einzelheiten der Methode und ihrer Anwendung sowie
alters- und geschlechtsabhängige Normalwerte wurden von unserer Arbeitsgruppe publiziert (Kuhlencordt u. Mitarb., 1974; v. Roth u. Mitarb., 1974). Die
statistische Auswertung der Meßdaten vom distalen Drittelpunkt des Unterar-
mes von 773 gesunden Kontrollpersonen durch Ausgleichspolynome vierten
Grades erlaubt die Angabe von differenzierten Normalwerten und Standardabweichungen für jedes einzelne Lebensjahr (Ringe u. Mitarb., 1977).

Die Maßeinheit der Werte ist g pro cm^2, da der ermittelte Mineralgehalt pro
Längeneinheit durch den Knochendurchmesser dividiert wird. Die Impulse des
Szintillationsdetektors werden an einen angeschlossenen Computer weitergege-
ben, so daß die Einzelwerte an der Digitalanzeige direkt abgelesen werden
können.

3. Kalziumkinetik*

Fünf Tage vor Beginn und während der Untersuchung erhielten die Patienten eine Standard-Diät mit 700 mg Kalzium täglich. Die Messung der Kinetik
erfolgte nach intravenöser Applikation von 25 bis 30 µCi ^{47}Kalzium (Hehrmann u. Mitarb., 1974). Die mathematische Auswertung beruht auf einem von
der Nuklearmedizinischen Abteilung entwickelten Viercompartment-Modell
mit zwei Knochencompartments (Knop u. Mitarb., 1977). Die zur Auswertung
herangezogenen Parameter sind in Tabelle 4 zusammengestellt. Differenzen

Tabelle 4. Zusammenstellung der zur Auswertung herangezogenen Parameter
der Radiokalziumkinetik

Größe	Maßeinheit	Normalbereich
Kalzium im Serum	mg/100 ml	9,1–10,3
Intestinale Kalziumresorption	% der appl. Dosis	22,9–52,1
Intestinale Kalziumresorption	mg/d	–
Gesamt-Kalziumausscheidung	mg/d/kg KG	4,4– 7,4
Urin-Kalzium	mg/d/kg KG	2,4– 5,2
Endogenes Faeces-Kalzium	mg/d/kg KG	1,3– 2,7
Kalziumbilanz	mg/d/kg KG	–
Austauschbarer Kalziumpool ($E_1 + E_2$)	mg/kg KG	73,3–92,0
Kalziumakkretion	mg/d/kg KG	5,0– 7,8

---

* Die Untersuchungen wurden von der Nuklearmedizinischen Abteilung (Direktor: Professor
Dr. C. Schneider) der Radiologischen Universitätsklinik Hamburg durchgeführt.

zwischen den Kalziumkonzentrationen im Serum mit den im Labor der Abteilung Klinische Osteologie gemessenen ergeben sich aus den geringen Unterschieden der Normalbereiche und den Zeitpunkten der Einzelmessungen.

C. Knochenhistologie

1. Beckenkammbiopsie

Zur Differentialdiagnose einer unklaren generalisierten Osteopathie ist in der Klinik eine Knochenbiopsie absolut indiziert (Bartelheimer, 1963; Burkhardt, 1973; Lozano-Tonkin, 1968, 1972). Bei allen untersuchten Fällen wurde diese am Beckenkamm nach der von Bartelheimer und Schmitt-Rohde (1957) oder der von Burkhardt (1966a, b, 1970) angegebenen Methode vorgenommen. In Lokalanästhesie wird nach Inzision der Haut und des Periostes etwa 5 cm hinter der Spina iliaca anterior superior mit einer Hohlnadel oder -fräse in vertikaler Richtung ein Knochenzylinder von 4 mm Durchmesser und 2 bis 2,5 cm Länge entnommen. Transiliacale Biopsien oder andere Techniken wurden nicht angewendet (Bordier u. Tun Chot, 1972; Duursma u. Mitarb., 1969). Zwischen den volumetrischen Spongiosadichten von vertikalen und transiliacalen Biopsien besteht eine gute Korrelation (Meunier u. Courpron, 1976). Konnte in Einzelfällen kein befriedigendes Material gewonnen werden, insbesondere bei sehr hochgradigen Osteoporosen, wurde eine Probeexcision aus dem Beckenkamm chirurgisch vorgenommen*.

2. Histomorphometrie

Die histomorphometrische Analyse von Knochenbiopsien setzt geeignete präparative Methoden des gewonnenen Materials voraus (Delling u. Ziegler, 1970; Delling, 1972, 1975; Frost, 1959, Jaworski, 1976; Schenk, 1965). Teilweise Entkalkung führt zu Fehlern in der Bestimmung der volumetrischen Spongiosadichte (Courpron u. Mitarb., 1974). Die Einbettung erfolgte unentkalkt in Methylmetacrylat und die mikroskopische Untersuchung an 5 µm dicken Schnittpräparaten, die nach Goldner gefärbt wurden. Diese Trichromfärbung läßt eine gute Differenzierung sowohl von mineralisiertem Knochen und Osteoid als auch der einzelnen Zellelemente zu.

Für die Messung verschiedener Parameter der Knochenneubildung und der Knochenresorption sind die von Frost entwickelten Methoden nur auf die Haversschen Systeme in der Corticalis anwendbar (Frost, 1963, 1964). Auch die Bestimmung von Knochenanbauraten nach intravitaler Tetracyclinapplikation (Frost u. Mitarb., 1966; Harris u. Weinberg, 1972) ist bislang in der Spongiosa nicht möglich. Die sogenannte quantitative Mikroradiogra-

---

* Abteilung für Unfallchirurgie (Direktor: Professor Dr. K. H. Jungbluth) der Chirurgischen Universitätsklinik Hamburg.

12

phie (Jowsey u. Mitarb., 1965) ist in ihrer Aussage über Knochenformation- und -resorption beschränkt, da keine gleichzeitige Beurteilung der Zellen der endostalen Oberflächen möglich ist. Nach Erarbeitung der mathematischen Voraussetzungen (Henning, 1958; de Hoff u. Rhines, 1968; Merz, 1967; Neuer, 1966) wurden Methoden entwickelt, am unentkalkten gefärbten Schnittpräparat die Struktur und die endostale Oberfläche der Spongiosa quantitativ zu analysieren (Delling, 1975; Jaworski, 1976; Merz u. Schenk, 1970a, b; Olah, 1974; Schenk, 1967, 1976a; Schenk u. Mitarb., 1969). Diese wurden auch in der vorliegenden Arbeit angewendet, wobei für das sogenannte Punktzählverfahren sowohl das von Merz (1967) beschriebene Testnetz als auch das Revolverokular der Firma Zeiss benutzt wurde, letzteres mit der Integrationsplatte III mit 400 Punkten (Zeiss) insbesondere für die Bestimmung der volumetrischen Dichte des Osteoids.

Im einzelnen wurden die folgenden Größen ermittelt:

a) Strukturparameter

1. Volumendichte: prozentualer Anteil des Knochenvolumens am Volumen des Gesamtknochengewebes.

$$V_{vb} = \frac{P_b \cdot 100}{P_T \cdot F} \ (\%) \ .$$

2. Oberflächendichte: Oberfläche der Spongiosa pro Volumeneinheit Gesamtknochengewebe.

$$S_{Vb} = \frac{2 \cdot I_b}{F \cdot L_T} \ (mm^2/mm^3) = \frac{4}{\pi} \cdot \frac{I_b}{P_T \cdot F \cdot d} \ (mm^2/mm^3) \ .$$

3. Spezifische Spongiosaoberfläche: Verhältnis von Spongiosaoberfläche zu Spongiosavolumen.

$$S/V = \frac{S_{Vb}}{V_{vb}} \ (mm^2/mm^3) = \frac{2 \cdot I_b \cdot P_T}{P_b \cdot L_T} \ (mm^2/mm^3) \ .$$

b) Parameter der Knochenneubildung

4. Grenzfläche Osteoblasten—Osteoid: Prozentualer Anteil der mit Osteoblasten besetzten Osteoidoberfläche an der Spongiosaoberfläche.

$$OB = \frac{I_{ob} \cdot 100}{I_b} \ (\%) \ .$$

5. Grenzfläche Osteoid ohne Osteoblasten—Markraum: Prozentualer Anteil der Osteoidoberfläche ohne Osteoblasten an der Spongiosaoberfläche.

$$IO = \frac{I_{io} \cdot 100}{I_b} \ (\%) \ .$$

6. Grenzfläche Osteoid—Markraum: Prozentualer Anteil der Gesamtosteoidoberfläche an der Spongiosaoberfläche.

$$OS = OB + IO = \frac{(I_{lo} + I_{ob}) \cdot 100}{I_b} \ (\%) \, .$$

7. Volumendichte des Osteoids: Prozentualer Anteil des Osteoidvolumens am Volumen des Gesamtknochengewebes.

$$V_{Vos} = \frac{P_{os} \cdot 100}{P_T \cdot F} \ (\%) \, .$$

8. Relative Osteoblastenaktivität: Prozentualer Anteil der Grenzfläche Osteoblasten—Osteoid an der Gesamtosteoidoberfläche.

$$ROBA = \frac{I_{ob} \cdot 100}{I_{ob} + I_{lo}} \ (\%) = \frac{OB \cdot 100}{OS} \ (\%) \, .$$

9. Oberflächendichte des Osteoids: Oberfläche des Osteoids pro Volumeneinheit Gesamtknochengewebe.

$$S_{Vos} = \frac{S_{Vb} \cdot OS}{100} \ (mm^2/mm^3) \, .$$

10. Mittlere Osteoidsaumbreite:

$$\bar{s} = \frac{V_{Vos} \cdot 10}{S_{Vos}} \ (\mu m) \, .$$

c) Parameter der Knochenresorption

11. Grenzfläche Osteoklasten—Resorptionslakunen: Prozentualer Anteil der Resorptionslakunen mit Osteoklasten an der Spongiosaoberfläche.

$$HO = \frac{I_{ocl} \cdot 100}{I_b} \ (\%) \, .$$

12. Grenzfläche Resorptionslakunen ohne Osteoklasten—Markraum: Prozentualer Anteil der Resorptionslakunen ohne Osteoklasten an der Spongiosaoberfläche.

$$HE = \frac{I_{he} \cdot 100}{I_b} \ (\%) \, .$$

13. Gesamtresorptionsoberfläche: Prozentualer Anteil der Gesamtresorptionsoberfläche an der Spongiosaoberfläche.

$$HL = HO + HE = \frac{(I_{ocl} + I_{he}) \cdot 100}{I_b} \ (\%) \, .$$

14. Relative Osteoklastenaktivität: Prozentualer Anteil der Grenzfläche Osteoklasten—Resorptionslakunen an der Gesamtresorptionsoberfläche.

$$\text{ROKA} = \frac{I_{ocl} \cdot 100}{I_{ocl} + I_{he}} \; (\%) = \frac{HO \cdot 100}{HL} \; (\%) \, .$$

15. Osteoklastenindex: Anzahl der Osteoklasten pro Meßfeld pro Spongiosaoberfläche.

$$\text{OI} = \frac{N_{ocl} \cdot 10^2}{S_{Vb}} \, .$$

16. Oberflächendichte der Gesamtresorptionsoberfläche: Gesamtresorptionsoberfläche pro Volumeneinheit Gesamtknochengewebe.

$$S_{Vhl} = \frac{S_{Vb} \cdot HL}{100} \; (mm^2/mm^3) \, .$$

d) Neutrale Spongiosaoberfläche

17. Neutrale Spongiosaoberfläche: Prozentualer Anteil der neutralen Oberfläche an der Spongiosaoberfläche.

$$N = 100 - (OS + HL) = \frac{[I_b - (I_{ob} + I_{lo} + I_{ocl} + I_{he})] \cdot 100}{I_b} \; (\%) \, .$$

18. Oberflächendichte der neutralen Spongiosa: Oberfläche der neutralen Spongiosa pro Volumeneinheit Gesamtknochengewebe.

$$S_{Vne} = \frac{S_{Vb} \cdot N}{100} \; (mm^2/mm^3) \, .$$

Die Absolutwerte der Oberflächendichten wurden zum besseren Vergleich wie bei Delling (1974, 1975) in mm²/mm³ angegeben. Für ihre Berechnung ist der Korrekturfaktor $4/\pi$ notwendig (Henning, 1958; de Hoff u. Rhines, 1968; Merz u. Schenk, 1970a). Der Osteoklastenindex entspricht der von Schenk u. Mitarb. (1969) gegebenen Definition, die auch bei Delling (1974, 1975) zugrunde gelegt wurde. Neuerdings wird dieser Index auch als Anzahl der Osteoklastenprofile N pro cm Umfang der Trabekelprofile formuliert (Olah, 1974, 1975). Der Umrechnungsfaktor der Werte nach der alten in die nach der neuen Definition beträgt $4/\pi$.

Die folgenden Symbole und Abkürzungen wurden für die histomorphometrischen Parameter benutzt, wobei die allgemeinen Symbole und die zur Kennzeichnung der Testflächen in Übereinstimmung mit der International Society for Stereology gewählt wurden (Schenk, 1976b).

Allgemeine Symbole:

V_{vi} = volume density — Anteil der Komponente i am Gesamtvolumen

S_{vi} = surface density — Oberfläche der Komponente i pro Einheit Gesamtvolumen

I_i = intersection — Schnittpunkt einer Grenzlinie der Komponente i mit
einer Testlinie

P_i = point — Anzahl der Testpunkte auf der Komponente i

Symbole zur Kennzeichnung der Testflächen:

P_T = Anzahl der Testpunkte innerhalb der Testfläche

L_T = Länge der Testlinien innerhalb der Testfläche

F = Anzahl der ausgewerteten Testfelder

d = Abstand der Testpunkte, Abstand paralleler Testgeraden

Abkürzungen für Merkmale des Knochengewebes:

b = bone — Knochen

ob = osteoblast — Osteoblast; OB $\triangleq$ prozentualer Oberflächenanteil

os = osteoid seam — Osteoidsaum; OS $\triangleq$ prozentualer Oberflächenanteil

io = Osteoidsaum ohne Osteoblasten; IO $\triangleq$ prozentualer Oberflächenanteil

s = seam thickness — Breite des Osteoidsaums

hl = Howship's lacuna — Howshipsche Lakune; HL $\triangleq$ prozentualer Oberflächenanteil

he = Howship empty — leere Howshipsche Lakune; HE $\triangleq$ prozentualer
Oberflächenanteil

ocl = osteoclast — Howshipsche Lakune mit Osteoklast; HO $\triangleq$ prozentualer
Oberflächenanteil

ne = neutral — neutrale Knochenoberfläche; N $\triangleq$ prozentualer Oberflächenanteil

Bei im wesentlichen gleicher Methodik liegen von verschiedenen Arbeitsgruppen altersabhängige Normalwerte der Struktur- und Umbauparameter der
Beckenkammspongiosa vor, auf die zum Teil in der Diskussion Bezug genom-
men wird *(Strukturparameter:* Bordier u. Tun Chot, 1972; Courpron, 1972;
Delling, 1973, 1974, 1975; Eger u. Mitarb., 1967, Ellis u. Peart, 1972; Merz u.
Schenk, 1970a; Meunier u. Courpron, 1976; Meunier u. Mitarb., 1973, Schulz
u. Delling, 1976a; Wakamatsu u. Sissons, 1969; *Parameter der Knochenneu-
bildung:* Courpron, 1972; Delling, 1975; Merz u. Schenk, 1970b; Meunier u.
Edouard, 1976; Schenk, 1976c; Schulz u. Delling, 1976b; Wakamatsu u.
Sissons, 1969; Wegmann, 1973; *Parameter der Knochenresorption:* Courpron,
1972; Delling, 1975; Meunier u. Mitarb., 1976; Schenk, 1976d; Schenk u.
Mitarb., 1969; Schulz u. Delling, 1976c; Wakamatsu u. Sissons, 1969).

D. Statistik*

Die Einzeldaten der untersuchten Fälle wurden auf Lochkarten gespeichert. Im Gesamtkollektiv und in getrennten Untergruppen — Männer, Frauen, Fälle über 65 Jahre, zwischen 40 und 65 Jahren, unter 40 Jahre, Frauen vor der Menopause, nach der Menopause bis zum 65. Lebensjahr, Männer zwischen 40 und 65 Jahren — wurden für jeden Meßparameter Mittelwert und Standardabweichung und multiple lineare Korrelationen mit jedem anderen Parameter über den Großrechner TR 440 des Rechenzentrums der Universität Hamburg errechnet. Dabei wurde jeweils lokal gegen die Nullhypothese getestet. Die in den Abbildungen eingezeichneten Regressionsgeraden wurden mit dem Tischrechner Wang 700 C, Statistical Package Program Nr. 1971 A/ST 5, ermittelt. Durch Anwendung des t-Tests konnte auf signifikante Unterschiede der Mittelwerte verschiedener Untergruppen geprüft werden (Geigy, 1962; Sachs, 1969).

Ebenfalls über den Großrechner wurde eine multivariate Diskriminanzanalyse zwischen drei Gruppen mit histologisch verschiedenen Knochenumbauparametern durchgeführt. Die Signifikanzschranken der F-Verteilung wurden bei van der Waerden (1957) entnommen.

---

* Die statistische Beratung erfolgte durch Herrn Dr. W. Rehpenning der Abteilung für Medizinische Dokumentation und Statistik der Universitätsklinik Hamburg.

17

V. Ergebnisse

A. Tabellarische Zusammenstellung der Ergebnisse

Tabelle 5: Mittelwerte und Standardabweichungen der biochemischen, radiologischen und knochenhistomorphometrischen Daten aller Fälle.

Tabelle 6: Mittelwerte und Standardabweichungen der biochemischen, radiologischen und knochenhistomorphometrischen Daten von Frauen und Männern getrennt. Signifikanzprüfung auf Geschlechtsunterschiede.

Tabelle 7: Mittelwerte und Standardabweichungen der Daten der Kalziumkinetik von Frauen und Männern zusammen und getrennt. Signifikanzprüfung auf Geschlechtsunterschiede.

Tabelle 8: Mittelwerte und Standardabweichungen der biochemischen, radiologischen und knochenhistomorphometrischen Daten von Frauen und Männern nach drei Altersgruppen getrennt. Signifikanzprüfung auf Altersunterschiede.

Tabelle 9: Mittelwerte und Standardabweichungen der Daten der Kalziumkinetik von Männern und Frauen nach zwei Altersgruppen getrennt. Signifikanzprüfung auf Altersunterschiede.

Tabelle 10: Mittelwerte und Standardabweichungen der biochemischen, radiologischen und knochenhistomorphometrischen Befunde von drei ausgewählten alters- und/oder geschlechtsverschiedenen Gruppen. Signifikanzprüfung auf Unterschiede.

Tabelle 11: Mittelwerte und Standardabweichungen der Daten der Kalziumkinetik von drei ausgewählten alters- und/oder geschlechtsverschiedenen Gruppen. Signifikanzprüfung auf Unterschiede.

Auf die gesamte Darstellung der jeweiligen Korrelationsmatrix der in den Tabellen 5 bis 11 aufgeführten Patientengruppen, die alle Korrelationskoeffizienten zwischen den einzelnen Parametern enthält, wird aufgrund des erheblichen Umfanges verzichtet. Außerdem findet sich hier eine größere Zahl selbstverständlicher Beziehungen, die nicht alle im einzelnen genannt werden müssen. In der weiteren Darstellung der Ergebnisse sind daher nur die interessanten bzw. bedeutungsvollen Korrelationen aufgeführt.

Tabelle 5. Mittelwerte (MW) und Standardabweichungen (± SD) der biochemischen, radiologischen und knochenhistomorphometrischen Befunde aller Fälle (Frauen und Männer), in Klammern die Zahl der untersuchten Fälle (n)

	Frauen und Männer		
	MW	± SD	n
Alter (Jahre)	51,7	12,6	(108)
Kalzium im Serum (mg/100 ml)	9,86	0,42	(108)
Kalzium im Urin (mg/d)	203	96	(108)
Kalzium/Kreatinin-Quotient im Urin	0,23	0,18	(47)
Kreatinin im Serum (mg/100 ml)	0,96	0,17	(108)
Endogene Kreatininclearance (ml/min)	86,9	29,1	(47)
Alkalische Phosphatase im Serum (mE/ml)	36,3	12,3	(96)
Hydroxyprolin im Urin (mg/d)	25,4	9,9	(52)
Mineralgehalt des Radius (g/cm²): distaler Drittelpunkt	0,637	0,123	(94)
Mineralgehalt des Radius (g/cm²): distaler Zehntelpunkt	0,437	0,083	(34)
Röntgen-Index	1,87	0,60	(108)
V_{vb} (%)	11,7	3,5	(108)
S_{vb} (mm²/mm³)	2,459	0,799	(108)
S/V (mm²/mm³)	21,5	5,2	(108)
OB (%)	1,7	1,7	(108)
IO (%)	10,7	6,8	(108)
OS (%)	12,5	7,8	(108)
V_{vos} (%)	0,27	0,20	(108)
ROBA (%)	13,6	10,0	(108)
S_{vos} (mm²/mm³)	0,299	0,214	(108)
$\bar{s}$ (μm)	9,5	4,7	(108)
HO (%)	1,1	1,0	(108)
HE (%)	6,2	3,1	(108)
HL (%)	7,2	3,8	(108)
ROKA (%)	13,2	7,9	(108)
OI	6,9	4,9	(108)
S_{vhl} (mm²/mm³)	0,179	0,120	(108)
N (%)	80,3	9,1	(108)
S_{vne} (mm²/mm³)	1,987	0,701	(108)
OB + HO (%)	2,8	2,3	(108)
OB − HO (%)	0,7	1,7	(108)
OB/HO	2,7	3,2	(108)

B. Biochemie

1. Kalziumkonzentration im Serum

Die Serumkalziumkonzentration liegt nur in einem Fall mit 10,6 mg/100 ml geringfügig oberhalb der angegebenen Normgrenze, in einem anderen Fall mit 8,8 mg/100 ml gering unterhalb. Sonst findet sich bei allen Fällen eine normale Kalziumkonzentration im Serum.

Es zeigt sich eine negative lineare Korrelation zwischen dem Serumkalziumspiegel und dem Lebensalter (r = −0,31725, p < 0,001), wenn alle Fälle in die Korrelation eingehen, d. h., der Serumkalziumspiegel fällt mit steigendem Alter

Tabelle 6. Mittelwerte (MW) und Standardabweichungen ($\pm$ SD) der biochemischen, radiologischen und knochenhistomorphometrischen Befunde von Frauen und Männern getrennt, in Klammern die Zahl der untersuchten Fälle (n). Die Prüfung auf signifikante Unterschiede erfolgte mittels t-Test, angegeben ist „p", (n.s. = nicht signifikant)

	Frauen			p <	Männer		
	MW	$\pm$ SD	(n)		MW	$\pm$ SD	(n)
Alter (Jahre)	56,4	11,0	(62)	0,0005	45,5	12,0	(46)
Kalzium im Serum (mg/100 ml)	9,81	0,39	(62)	0,1	9,92	0,45	(46)
Kalzium im Urin (mg/d)	191	100	(62)	0,1	220	88	(46)
Kalzium/Kreatinin-Quotient im Urin	0,29	0,22	(24)	0,005	0,16	0,10	(23)
Kreatinin im Serum (mg/100 ml)	0,91	0,16	(62)	0,0005	1,02	0,17	(46)
Endogene Kreatininclearance (ml/min)	74,5	25,3	(24)	0,0025	99,8	27,7	(23)
Alkalische Phosphatase im Serum (mE/ml)	35,3	12,2	(56)	n.s.	37,6	12,5	(40)
Hydroxyprolin im Urin (mg/d)	21,3	7,4	(26)	0,0025	29,5	10,6	(26)
Mineralgehalt des Radius (g/cm^2): distaler Drittelpunkt	0,563	0,095	(51)	0,0005	0,725	0,089	(43)
Mineralgehalt des Radius (g/cm^2): distaler Zehntelpunkt	0,392	0,067	(17)	0,0005	0,482	0,075	(17)
Röntgen-Index	1,92	0,66	(62)	n.s.	1,80	0,58	(46)
V_{vb} (%)	11,2	3,0	(62)	0,05	12,4	4,0	(46)
S_{vb} (mm^2/mm^3)	2,402	0,775	(62)	n.s.	2,536	0,834	(46)
S/V (mm^2/mm^3)	22,0	5,2	(62)	n.s.	21,0	5,2	(46)
OB (%)	1,5	1,4	(62)	0,05	2,1	1,9	(46)
IO (%)	10,3	7,0	(62)	n.s.	11,4	6,5	(46)
OS (%)	11,7	8,1	(62)	n.s.	13,4	7,3	(46)
V_{vos} (%)	0,26	0,22	(62)	n.s.	0,28	0,18	(46)
ROBA (%)	11,9	6,7	(62)	0,025	15,9	12,9	(46)
S_{vos} (mm^2/mm^3)	0,286	0,238	(62)	n.s.	0,317	0,176	(46)
$\bar{s}$ (μm)	10,0	5,6	(62)	0,1	8,8	3,3	(46)
HO (%)	0,9	1,0	(62)	0,05	1,3	1,1	(46)
HE (%)	5,6	2,9	(62)	0,01	7,0	3,2	(46)
HL (%)	6,4	3,6	(62)	0,005	8,4	3,9	(46)
ROKA (%)	11,8	7,4	(62)	0,0125	15,2	8,0	(46)
OI	6,0	4,8	(62)	0,0125	8,2	4,8	(46)
S_{vhl} (mm^2/mm^3)	0,158	0,116	(62)	0,025	0,209	0,121	(46)
N (%)	81,8	9,0	(62)	0,025	78,2	8,8	(46)
S_{vne} (mm^2/mm^3)	1,968	0,641	(62)	n.s.	2,013	0,782	(46)
OB + HO (%)	2,3	1,9	(62)	0,01	3,4	2,6	(46)
OB − HO (%)	0,7	1,8	(62)	n.s.	0,8	1,7	(46)
OB/HO	3,0	3,7	(62)	n.s.	2,3	2,4	(46)

Tabelle 7. Mittelwerte (MW) und Standardabweichungen ($\pm$ SD) der Daten der Kalziumkinetik von Frauen und Männern zusammen und getrennt, in Klammern die Zahl der untersuchten Fälle (n). Die Prüfung auf signifikante Unterschiede erfolgte mittels t-Test (n.s. = nicht signifikant)

	Frauen und Männer			Frauen				Männer		
	MW	$\pm$ SD	(n)	MW	$\pm$ SD	(n)	p <	MW	$\pm$ SD	(n)
Kalzium im Serum (mg/100 ml)	9,89	0,69	(23)	9,70	0,63	(9)	n.s.	10,02	0,72	(14)
Intestinale Kalziumresorption (%)	35,3	15,8	(21)	39,4	23,2	(8)	n.s.	32,9	9,1	(13)
Intestinale Kalziumresorption (mg/d)	245	110	(22)	266	158	(9)	n.s.	230	64	(13)
Gesamt-Kalziumausscheidung (mg/d/kg KG)	5,6	2,4	(23)	6,3	3,2	(9)	n.s.	5,2	1,8	(14)
Urin-Kalzium (mg/d/kg KG)	3,2	1,9	(23)	3,7	2,8	(9)	n.s.	2,8	1,2	(14)
Endogenes faekales Kalzium (mg/d/kg KG)	2,5	1,2	(23)	2,6	1,1	(9)	n.s.	2,4	1,3	(14)
Kalziumbilanz (mg/d/kg KG)	$-$ 2,0	2,7	(22)	$-$ 1,7	4,0	(9)	n.s.	$-$ 2,3	1,5	(13)
Austauschbarer Kalziumpool (mg/kg KG)	84,2	13,5	(23)	80,8	13,8	(9)	n.s.	86,3	13,5	(14)
Kalziumakkretion (mg/d/kg KG)	7,1	2,6	(23)	7,3	2,9	(9)	n.s.	6,9	2,5	(14)

Tabelle 8. Mittelwerte (MW) und Standardabweichungen ($\pm$ SD) der biochemischen, radiologischen und knochenhistomorphometrischen Befunde von Männern und Frauen nach 3 Altersgruppen getrennt (bis zum 40. Lebensjahr einschließlich, 40 bis 65 Jahre, 65 Jahre und älter), in Klammern die Zahl der

| | Frauen und Männer | | | |
| | $\leq$ 40 Jahre | | | |
	MW	$\pm$ SD	(n)	p <
Alter (Jahre)	32,4	6,1	(21)	0,0005
Kalzium im Serum (mg/100 ml)	10,11	0,27	(21)	0,0025
Kalzium im Urin (mg/d)	215	82	(21)	n.s.
Kalzium/Kreatinin-Quotient im Urin	0,20	0,11	(12)	n.s.
Kreatinin im Serum (mg/100 ml)	0,98	0,12	(21)	n.s.
Endogene Kreatininclearance (ml/min)	94,8	35,6	(12)	n.s.
Alkalische Phosphatase im Serum (mE/ml)	33,6	15,9	(19)	n.s.
Hydroxyprolin im Urin (mg/d)	28,9	8,9	(10)	n.s.
Mineralgehalt des Radius (g/cm^2): distaler Drittelpunkt	0,719	0,103	(20)	0,005
Mineralgehalt des Radius (g/cm^2): distaler Zehntelpunkt	0,447	0,084	(9)	0,1
Röntgen-Index	1,67	0,66	(21)	0,1
V_{vb} (%)	13,7	4,6	(21)	0,01
S_{vb} (mm^2/mm^3)	2,650	0,896	(21)	n.s.
S/V (mm^2/mm^3)	20,4	5,5	(21)	n.s.
OB (%)	2,0	1,8	(21)	n.s.
IO (%)	10,1	5,9	(21)	n.s.
OS (%)	12,1	7,3	(21)	n.s.
V_{vos} (%)	0,29	0,22	(21)	n.s.
ROBA (%)	15,7	9,1	(21)	0,1
S_{vos} (mm^2/mm^3)	0,313	0,211	(21)	n.s.
$\bar{s}$ (μm)	9,5	3,7	(21)	n.s.
HO (%)	1,4	1,0	(21)	0,1
HE (%)	6,7	3,8	(21)	n.s.
HL (%)	8,1	4,6	(21)	n.s.
ROKA (%)	16,5	8,0	(21)	0,01
OI	8,6	5,0	(21)	0,1
S_{vhl} (mm^2/mm^3)	0,215	0,140	(21)	n.s.
N (%)	79,8	10,3	(21)	n.s.
S_{vne} (mm^2/mm^3)	2,154	0,799	(21)	n.s.
OB + HO (%)	3,4	2,5	(21)	0,1
OB − HO (%)	0,7	1,7	(21)	n.s.
OB/HO	2,0	2,5	(21)	n.s.

ab. Diese Tendenz geht auch aus Tabelle 8 hervor, in der sich die Altersgruppen bis zum 40. Lebensjahr ($10,11 \pm 0,27$ mg/100 ml) und zwischen dem 40. und 65. Lebensjahr ($9,82 \pm 0,42$ mg/100 ml) signifikant unterscheiden ($p < 0,0025$). Bei getrennter Betrachtung der Geschlechter findet sich diese Korrelation nur bei den Männern ($r = -0,49752$, $p < 0,001$), bei Frauen ist sie nicht signifikant ($r = -0,10110$).

Eine eindeutige Beziehung zwischen Serumkalziumkonzentration und Kalzurie ist nicht zu ermitteln.

untersuchten Fälle (n). Die Prüfung auf signifikante Altersunterschiede gegenüber der jeweils folgenden Gruppe erfolgte mittels t-Test, angegeben ist „p" (n.s. = nicht signifikant)

Frauen und Männer						
> 40 Jahre bis < 65 Jahre				≥ 65 Jahre		
MW	± SD	(n)	p <	MW	± SD	(n)
53,0	6,6	(67)	0,0005	68,0	3,0	(20)
9,82	0,42	(67)	n.s.	9,72	0,43	(20)
221	95	(67)	0,0005	133	82	(20)
0,24	0,19	(29)	n.s.	0,25	0,24	(6)
0,95	0,18	(67)	n.s.	0,97	0,18	(20)
85,6	28,9	(29)	n.s.	77,5	9,3	(6)
35,9	10,3	(60)	0,1	40,8	13,9	(17)
26,8	10,2	(33)	0,005	16,6	3,8	(9)
0,643	0,107	(56)	0,0005	0,529	0,113	(18)
0,452	0,091	(18)	0,05	0,386	0,038	(7)
1,91	0,56	(67)	n.s.	2,05	0,69	(20)
11,4	3,1	(67)	n.s.	10,8	2,4	(20)
2,457	0,822	(67)	n.s.	2,267	0,572	(20)
21,9	5,1	(67)	n.s.	21,5	5,5	(20)
1,6	1,8	(67)	n.s.	1,7	1,0	(20)
11,1	7,3	(67)	n.s.	10,3	6,0	(20)
12,7	8,4	(67)	n.s.	12,0	6,4	(20)
0,26	0,19	(67)	n.s.	0,27	0,23	(20)
12,1	9,5	(67)	0,05	16,4	11,7	(20)
0,305	0,230	(67)	n.s.	0,265	0,160	(20)
9,5	5,0	(67)	n.s.	9,4	4,9	(20)
1,0	1,1	(67)	n.s.	1,0	0,9	(20)
6,1	3,2	(67)	n.s.	6,0	1,6	(20)
7,1	4,0	(67)	n.s.	7,0	1,9	(20)
12,0	7,4	(67)	n.s.	13,9	8,6	(20)
6,7	5,3	(67)	n.s.	5,9	3,1	(20)
0,175	0,126	(67)	n.s.	0,159	0,064	(20)
80,3	9,5	(67)	n.s.	81,0	6,3	(20)
1,977	0,716	(67)	n.s.	1,843	0,511	(20)
2,6	2,4	(67)	n.s.	2,7	1,4	(20)
0,7	1,8	(67)	n.s.	0,8	1,3	(20)
3,1	3,7	(67)	n.s.	2,2	1,3	(20)

2. Kreatininkonzentration im Serum und endogene Kreatininclearance

Die Serumkreatininkonzentrationen sind in allen Fällen normal, auch die endogene Kreatininclearance liegt mit durchschnittlich 87 ml/min innerhalb der physiologischen Schwankungsbreite unter Berücksichtigung, daß bei dieser Methode kein Katheterurin gewonnen wurde. Zwischen Frauen und Männern zeigen sich signifikante Differenzen in dem Sinne, daß bei den Männern bei im Mittel höheren Serumspiegeln $(1,02 \pm 0,17$ mg/100 ml gegenüber $0,91 \pm 0,16$ mg/100 ml; $p < 0,0005)$ auch die Clearance höher ist (Tabelle 6).

Tabelle 9. Mittelwerte (MW) und Standardabweichungen (SD) der Daten der Kalziumkinetik von Männern und Frauen nach 2 Altersgruppen getrennt (bis zum 40. Lebensjahr einschließlich, 40 bis 65 Jahre), in Klammern die Zahl der untersuchten Fälle (n). Die Prüfung auf signifikante Altersunterschiede erfolgte mittels t-Test, „p" war nicht signifikant (n.s.)

| | Frauen und Männer | | | | | | |
| | ≤ 40 Jahre | | | | > 40 Jahre bis < 65 Jahre | | |
	MW	± SD	(n)	p	MW	± SD	(n)
Kalzium im Serum (mg/100 ml)	9,84	0,64	(9)	n.s.	9,93	0,74	(14)
Intestinale Kalziumresorption (%)	32,9	11,5	(8)	n.s.	36,9	18,2	(13)
Intestinale Kalziumresorption (mg/d)	225	77	(9)	n.s.	259	130	(13)
Gesamt-Kalziumausscheidung (mg/d/kg KG)	5,7	2,0	(9)	n.s.	5,6	2,7	(14)
Urin-Kalzium (mg/d/kg KG)	3,6	1,2	(9)	n.s.	2,9	2,3	(14)
Endogenes faekales Kalzium (mg/d/kg KG)	2,2	1,4	(9)	n.s.	2,7	1,1	(14)
Kalziumbilanz (mg/d/kg KG)	− 2,2	2,1	(9)	n.s.	− 1,9	3,2	(13)
Austauschbarer Kalziumpool (mg/kg KG)	82,4	15,6	(9)	n.s.	85,3	12,5	(14)
Kalziumakkretion (mg/d/kg KG)	6,4	1,6	(9)	n.s.	7,5	3,1	(14)

3. Aktivität der alkalischen Serumphosphatase

Aufgrund der im Abschnitt Methode genannten Kriterien sind die Werte der alkalischen Serumphosphatase nur in 96 der insgesamt 108 Fälle auswertbar. 14mal (in 14,6%) findet sich eine leichte bis mäßige Erhöhung, die maximal 78 mE/ml beträgt. Die Mittelwerte beider Geschlechter unterscheiden sich nicht signifikant.

Bei den Frauen besteht eine lineare Korrelation mit dem Alter ($r = 0,41035$, $p < 0,01$), und dementsprechend auch ein signifikanter Unterschied zwischen den Gruppen nach und vor der Menopause ($p < 0,005$) (Tabelle 10).

Lineare Beziehungen zu den knochenhistomorphometrischen Parametern sind ebenfalls nur bei Frauen nachweisbar. Es fanden sich zu den folgenden Größen Korrelationen ($n = 56$):

$$
\begin{array}{lll}
\text{OB} & r = 0,27896, & p < 0,05 \\
V_{Vos} & r = 0,37638, & p < 0,01 \\
S_{Vos} & r = 0,32721, & p < 0,05
\end{array}
$$

In Abbildung 2 ist das Verhältnis der alkalischen Serumphosphatase zum Osteoidvolumen (V_{Vos}) graphisch dargestellt. OB, V_{Vos} und S_{Vos} zeigen in diesem Kollektiv keine signifikante Altersabhängigkeit.

Auch zur Kalziumakkretion des Skelets, die im Rahmen der Kalziumkinetik bestimmt wurde, läßt sich eine Verbindung nachweisen. Für das Gesamtkollektiv beträgt der Korrelationskoeffizient $r = 0,52376$ ($p < 0,05$), bei den Frauen ist $r = 0,38177$ nicht signifikant, bei den Männern liegt die Irrtumswahrscheinlichkeit jedoch unter 1% ($r = 0,69299$, $p < 0,01$) (Abb. 3, S. 29).

4. Renale Kalziumausscheidung

Die Kalziumausscheidung im 24-Stunden-Urin liegt in 18 Fällen (16,7%) über 300 mg (9 Frauen $\triangleq$ 14,5%, 9 Männer $\triangleq$ 19,6%), in 16 Fällen (14,8%) unter 100 mg (10 Frauen $\triangleq$ 16,1%, 6 Männer $\triangleq$ 13,0%). Durchschnittlich ist die Kalziumexkretion mit 203 ± 96 mg/d normal, Männer und Frauen unterscheiden sich nicht signifikant. Der Kalzium/Kreatinin-Quotient im Urin ist bei den Männern jedoch deutlich niedriger ($p < 0,005$) (Tabelle 6, S. 20).

Zwischen dem Urinkalzium in mg/d und dem Kalzium/Kreatinin-Quotienten im Urin besteht eine lineare Korrelation ($r = 0,49655$, $p < 0,001$). Ein deutlicher Einfluß des Alters findet sich nur beim Vergleich der Fälle zwischen dem 45. und 65. Lebensjahr mit denen vom 65. Lebensjahr an aufwärts. Die ältere Gruppe scheidet mit 133 ± 82 mg/d gegenüber 221 ± 95 mg/d erheblich weniger Kalzium aus ($p < 0,0005$), im Verhältnis zur Kreatininausscheidung bleibt die Kalziumausscheidung im Durchschnitt jedoch konstant (Tabelle 8, S. 22).

Eine Beziehung zwischen den histomorphometrischen Parametern des Knochenumbaus, insbesondere denen der Knochenresorption, und der renalen

Tabelle 10. Mittelwerte (MW) und Standartabweichungen (SD) der biochemischen, radiologischen und knochenhistomorphometrischen Befunde von 3 Gruppen (Frauen vor der Menopause, Frauen nach der Menopause bis zum 65. Lebensjahr, Männer zwischen dem 40. und 65.Lebensjahr), in Klam-

	Frauen vor der Menopause			
	MW	± SD	(n)	p <
Alter (Jahre)	38,2	7,9	(11)	0,0005
Kalzium im Serum (mg/100 ml)	9,83	0,31	(11)	n.s.
Kalzium im Urin (mg/d)	188	71	(11)	n.s.
Kalzium/Kreatinin-Quotient im Urin	0,31	0,25	(5)	n.s.
Kreatinin im Serum (mg/100 ml)	0,95	0,17	(11)	n.s.
Endogene Kreatininclearance (ml/min)	59,4	20,5	(5)	0,1
Alkalische Phosphatase im Serum (mE/ml)	25,8	4,9	(10)	0,005
Hydroxyprolin im Urin (mg/d)	23,0	7,4	(6)	n.s.
Mineralgehalt des Radius (g/cm²): distaler Drittelpunkt	0,659	0,169	(11)	0,05
Mineralgehalt des Radius (g/cm²): distaler Zehntelpunkt	0,453	0,101	(3)	n.s.
Röntgen-Index	1,82	0,60	(11)	n.s.
V_{vb} (%)	12,8	3,7	(11)	0,025
S_{vb} (mm²/mm³)	2,592	0,951	(11)	n.s.
S/V (mm²/mm³)	20,9	4,8	(11)	n.s.
OB (%)	1,6	1,6	(11)	n.s.
IO (%)	8,3	6,6	(11)	n.s.
OS (%)	9,8	8,0	(11)	n.s.
V_{vos} (%)	0,27	0,28	(11)	n.s.
ROBA (%)	13,8	6,7	(11)	0,05
S_{vos} (mm²/mm³)	0,251	0,244	(11)	n.s.
$\bar{s}$ (μm)	13,0	7,3	(11)	0,05
HO (%)	0,7	0,6	(11)	n.s.
HE (%)	4,3	2,6	(11)	n.s.
HL (%)	4,9	3,1	(11)	n.s.
ROKA (%)	12,0	6,5	(11)	n.s.
OI	5,3	3,7	(11)	n.s.
S_{vhl} (mm²/mm³)	0,135	0,120	(11)	n.s.
N (%)	85,3	9,6	(11)	n.s.
S_{vne} (mm²/mm³)	2,261	0,747	(11)	0,05
OB + HO (%)	2,2	1,9	(11)	n.s.
OB − HO (%)	1,0	1,5	(11)	n.s.
OB/HO	3,0	3,4	(11)	n.s.

Kalziumausscheidung läßt sich nicht ermitteln. Auch ein gruppenweiser Vergleich (Tabelle 12) der Fälle mit Kalziumausscheidung über bzw. unter 300 mg/d sowie der Fälle mit Kalzium/Kreatinin-Quotienten innerhalb bzw. außerhalb des Mittelwertes plus der einfachen Standardabweichung mit dem Osteoklastenindex ergibt kein einheitliches Ergebnis. Lediglich Frauen mit einem Kalzium/Kreatinin-Quotienten über 0,51 (Mittelwert ± SD = 0,29 ± 0,22) zeigen einen höheren Osteoklastenindex als die, deren Quotient innerhalb der Standardabweichung liegt (Tabelle 12, S. 30).

26

mern die Zahl der untersuchten Fälle (n). Die Prüfung auf signifikante Unterschiede zwischen Frauen vor und nach der Menopause sowie zwischen Frauen und Männern bis zum 65. Lebensjahr erfolgte mittels t-Test, angegeben ist „p" (n.s. = nicht signifikant)

Frauen nach der Menopause < 65 Jahre				Männer > 40 Jahre bis < 65 Jahre		
MW	± SD	(n)	p <	MW	± SD	(n)
56,3	4,5	(33)	0,0025	49,6	5,9	(27)
9,78	0,41	(33)	n.s.	9,84	0,43	(27)
217	103	(33)	n.s.	224	91	(27)
0,26	0,17	(13)	0,025	0,14	0,08	(13)
0,90	0,17	(33)	0,0025	1,03	0,17	(27)
81,7	28,4	(13)	0,1	97,6	24,5	(13)
35,4	10,6	(31)	n.s.	37,7	9,0	(23)
22,9	7,6	(14)	0,01	31,9	10,5	(16)
0,578	0,077	(25)	0,0005	0,727	0,077	(24)
0,380	0,083	(5)	0,0025	0,512	0,044	(9)
1,84	0,57	(33)	n.s.	1,93	0,47	(27)
10,4	2,8	(33)	0.05	12,0	3,5	(27)
2,269	0,721	(33)	n.s.	2,475	0,827	(27)
22,3	5,2	(33)	n.s.	20,8	4,8	(27)
1,3	1,4	(33)	0,1	2,0	2,1	(27)
11,2	7,7	(33)	n.s.	11,9	7,2	(27)
12,5	8,8	(33)	n.s.	13,9	7,8	(27)
0,25	0,19	(33)	n.s.	0,28	0,19	(27)
10,0	5,6	(33)	0.05	14,8	12,7	(27)
0,291	0,231	(33)	n.s.	0,318	0,192	(27)
9,5	4,8	(33)	n.s.	8,9	3,3	(27)
0,8	1,1	(33)	0,1	1,2	1,1	(27)
5,4	3,2	(33)	0.05	6,8	3,0	(27)
6,3	4,0	(33)	0,1	7,9	3,7	(27)
11,2	6,9	(33)	n.s.	13,4	8,2	(27)
6,2	5,8	(33)	n.s.	7,6	4,8	(27)
0,142	0,104	(33)	0,05	0,190	0,108	(27)
81,2	9,5	(33)	n.s.	78,2	8,6	(27)
1,836	0,626	(33)	n.s.	1,966	0,763	(27)
2,2	1,8	(33)	0,1	3,1	2,9	(27)
0,5	1,8	(33)	n.s.	0,9	1,8	(27)
3,6	4,5	(33)	n.s.	2,8	3,0	(27)

5. Hydroxyprolinausscheidung im Urin

Nur in einem Fall ist die Hydroxyprolinausscheidung im 24-Stunden-Urin mit 42 mg leicht erhöht, in allen anderen Fällen liegt sie im Normbereich. Männer mit primärer Osteoporose scheiden signifikant (p < 0,0025) mehr Hydroxyprolin (29,5 ± 10,6 mg/d) als Frauen (21,3 ± 7,4 mg/d) aus (Tabelle 6). Eine lineare Altersabhängigkeit besteht nicht, allerdings ist die Ausscheidung der Altersgruppe über 65 Jahre deutlich niedriger als bei jüngeren (Tabelle 8).

Tabelle 11. Mittelwerte (MW) und Standardabweichungen (SD) der Daten der Kalziumkinetik von 3 Gruppen (Frauen vor der Menopause, Frauen nach der Menopause bis zum 65. Lebensjahr, Männer zwischen dem 40. und 65. Lebensjahr), in Klammern die Zahl der untersuchten Fälle (n). Die Prüfung auf signifikante Unterschiede zwischen Frauen vor und nach der Menopause sowie zwischen Frauen und Männern bis zum 65. Lebensjahr erfolgte mittels t-Test, angegeben ist „p" (n.s. = nicht signifikant)

	Frauen vor der Menopause				Frauen nach der Menopause < 65 Jahre				Männer > 40 Jahre bis < 65 Jahre		
	MW	± SD	(n)	p <	MW	± SD	(n)	p <	MW	± SD	(n)
Kalzium im Serum (mg/100 ml)	9,71	0,62	(4)	n.s.	9,69	0,71	(5)	n.s.	10,07	0,76	(9)
Intestinale Kalziumresorption (%)	32,3	13,7	(3)	n.s.	43,6	28,1	(5)	n.s.	32,7	8,0	(8)
Intestinale Kalziumresorption (mg/d)	215	81	(4)	n.s.	307	201	(5)	n.s.	229	56	(8)
Gesamt-Kalziumausscheidung (mg/d/kg KG)	5,1	2,0	(4)	n.s.	7,2	3,9	(5)	0,1	4,7	1,4	(9)
Urin-Kalzium (mg/d/kg KG)	3,5	1,6	(4)	n.s.	3,8	3,7	(5)	n.s.	2,4	1,1	(9)
Endogenes faekales Kalzium (mg/d/kg KG)	1,6	0,8	(4)	0,0025	3,3	0,4	(5)	0,05	2,3	1,1	(9)
Kalziumbilanz (mg/d/kg KG)	− 1,3	1,9	(4)	n.s.	− 2,0	5,4	(5)	n.s.	− 1,8	0,8	(8)
Austauschbarer Kalziumpool (mg/kg KG)	73,2	10,4	(4)	0,1	86,9	13,9	(5)	n.s.	84,4	12,5	(9)
Kalziumakkretion (mg/d/kg KG)	6,3	2,2	(4)	n.s.	8,2	3,4	(5)	n.s.	7,2	3,0	(9)

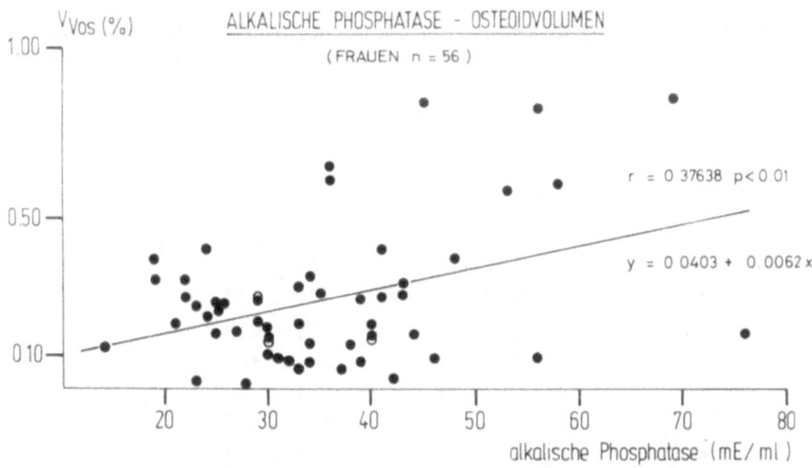

Abb. 2. Lineare Korrelation zwischen alkalischer Serumphosphatase und Osteoidvolumen bei Frauen mit primärer Osteoporose

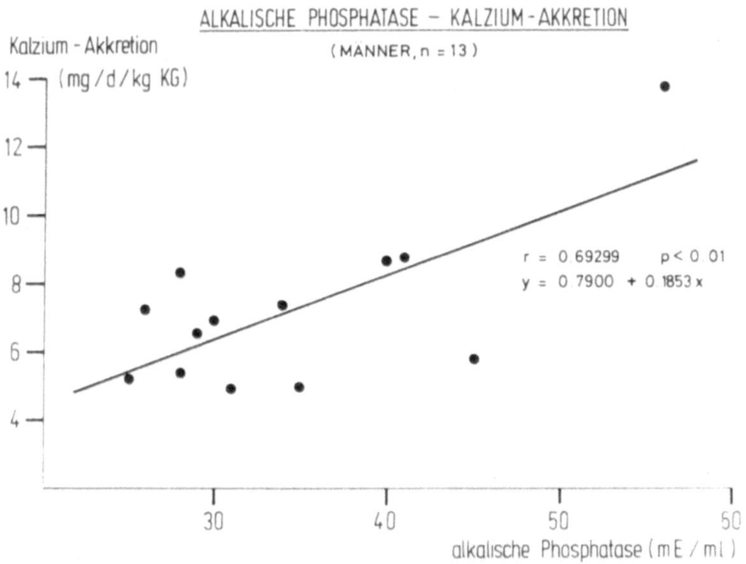

Abb. 3. Lineare Korrelation zwischen alkalischer Serumphosphatase und Kalzium-Akkretion des Skelets bei Männern mit primärer Osteoporose

In bezug auf die anderen biochemischen Parameter findet sich nur bei Frauen mit primärer Osteoporose eine lineare Korrelation zur renalen Kalziumausscheidung (r = 0,66202, p < 0,001), die in Abbildung 4 graphisch dargestellt ist.

Beziehungen zwischen der Hydroxyprolinexkretion und den Knochenumbauparametern, insbesondere denen der Knochenresorption, lassen sich nicht ermitteln.

Tabelle 12. Vergleichende Untersuchung der Kalzurie (in mg Kalzium pro die oder als Kalzium/Kreatinin-Quotient) mit dem histomorphometrisch bestimmten Osteoklastenindex (OI) der Beckenkammbiopsie bei primärer Osteoporose

Renale Kalziumausscheidung und Osteoklastenindex

Geschlecht	n	Kalzurie	OI (MW ± SD)	p
Frauen	9	> 300 mg Ca/d	5,04 ± 5,61	n.s.
Frauen	53	≤ 300 mg Ca/d	6,10 ± 4,71	
Männer	9	> 300 mg Ca/d	6,77 ± 4,04	n.s.
Männer	37	≤ 300 mg Ca/d	8,54 ± 4,99	
Frauen	4	Ca/Kr > 0,51	8,03 ± 5,34	< 0,05
Frauen	20	Ca/Kr ≤ 0,51	4,25 ± 2,95	
Männer	5	Ca/Kr > 0,26	7,62 ± 4,15	n.s.
Männer	18	Ca/Kr ≤ 0,26	10,27 ± 5,25	

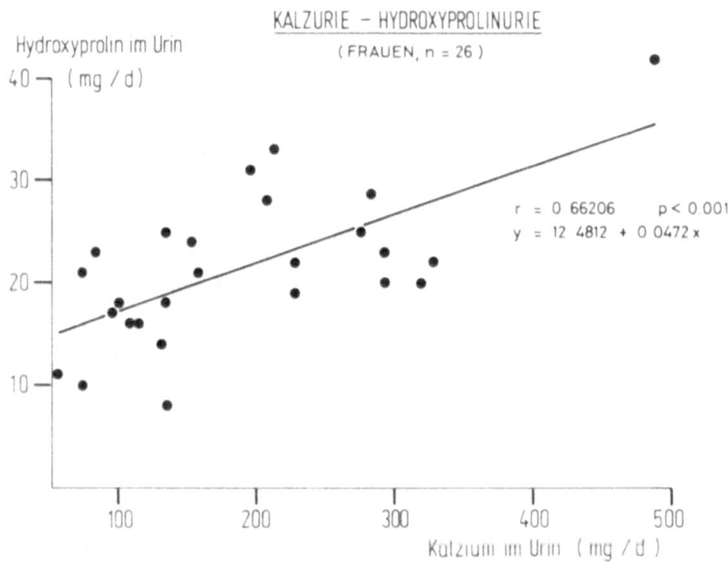

Abb. 4. Lineare Korrelation zwischen der Kalzium- und Hydroxyprolinausscheidung im Urin bei Frauen mit primärer Osteoporose

C. Radiologie

1. Knochenmineralgehalt des Radius

Der Knochenmineralgehalt des Radius im Bereich des distalen Drittelpunktes ist in 35 von 94 Fällen normal oder leicht erhöht, in 59 Fällen erniedrigt, verglichen mit den alters- und geschlechtsabhängigen Normalwerten (Ringe u.

Tabelle 13. Knochenmineralgehalt des Radius am distalen Drittel- und Zehntelpunkt bei primärer Osteoporose. Männer und Frauen verhalten sich gleichartig

Knochenmineralgehalt des Radius

Meßpunkt des Radius	Zahl der Fälle (n)	Geschlecht	Mineralgehalt normal/erhöht		Mineralgehalt vermindert	
			n	%	n	%
Distaler	94	Frauen u. Männer	35	37	59	63
Drittelpunkt	51	Frauen	19	(37)	32	(63)
	43	Männer	16	(37)	27	(63)
Distaler	34	Frauen u. Männer	15	(44)	19	(56)
Zehntelpunkt	17	Frauen	7	—	10	—
	17	Männer	8	—	9	—

Mitarb., 1977). Von insgesamt 34 Messungen am distalen Zehntelpunkt sind 15 normal oder leicht erhöht. In Tabelle 13 sind die Ergebnisse zusammengefaßt und in den Abbildungen 5 und 6 die Meßwerte des distalen Drittelpunktes graphisch dargestellt. Eingezeichnet wurden die von Ringe u. Mitarb. (1977) für Männer und Frauen angegebenen Normalbereiche.

Beim Vergleich der Mittelwerte des Knochenmineralgehaltes alters- und geschlechtsverschiedener Gruppen ergeben sich entsprechend der Abhängigkeit der Normalwerte eindeutige Differenzen (Tabelle 6, 8 und 10).

Zwischen den Werten des Drittel- und Zehntelmeßpunktes ergibt sich eine hochsignifikante lineare Korrelation (r = 0,77762, p < 0,0001), die in Abbildung 7 dargestellt ist. Dabei handelt es sich nicht um eine Scheinkorrelation durch das Zusammenkommen der höheren Werte der Männer mit den niedrigeren der Frauen, da auch die Gruppen getrennt signifikante Korrelationskoeffizienten aufweisen (Frauen: r = 0,53554, Männer: r = 0,76445).

2. Röntgen-Index

In Tabelle 14 ist die Häufigkeit der Röntgen-Indizes 0 bis 3 des Gesamtkollektivs und nach Geschlechtern getrennt aufgeführt. 75 Prozent der Fälle zeigen zum Zeitpunkt der Diagnosestellung bereits Deckplatteneinbrüche oder Wirbelkörperfrakturen. Nur bei einer Frau fanden sich röntgenologisch keine charakteristischen Skeletveränderungen, die volumetrische Dichte der Beckenkammspongiosa war hier jedoch mit 10,6% eindeutig vermindert. Wie aus den Tabellen 6, 8 und 10 hervorgeht, finden sich im Mittel keine signifikanten Alters- und Geschlechtsunterschiede. Allerdings scheinen bei Frauen mit primärer Osteoporose Spontanfrakturen des peripheren Skelets häufiger als bei Männern vorzukommen. Dabei ist jedoch zu berücksichtigen, daß das Durchschnittsalter der Männer mit Röntgen-Index 3 mit 42,5 Jahren erheblich niedriger liegt als das der Frauen mit 60,1 Jahren.

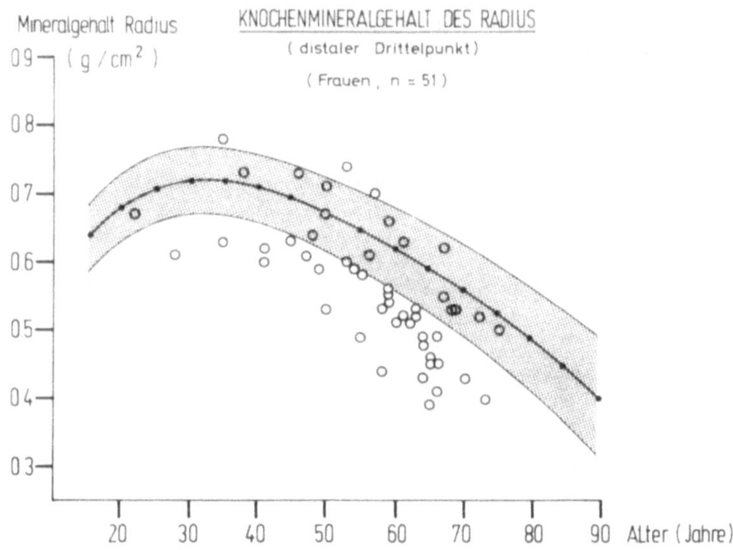

Abb. 5. Knochenmineralgehalt des Radius am distalen Drittelpunkt bei Frauen mit primärer Osteoporose. Eingezeichnet ist der altersabhängige Normalbereich (plus/minus eine Standardabweichung) nach Ringe u. Mitarb. (1977)

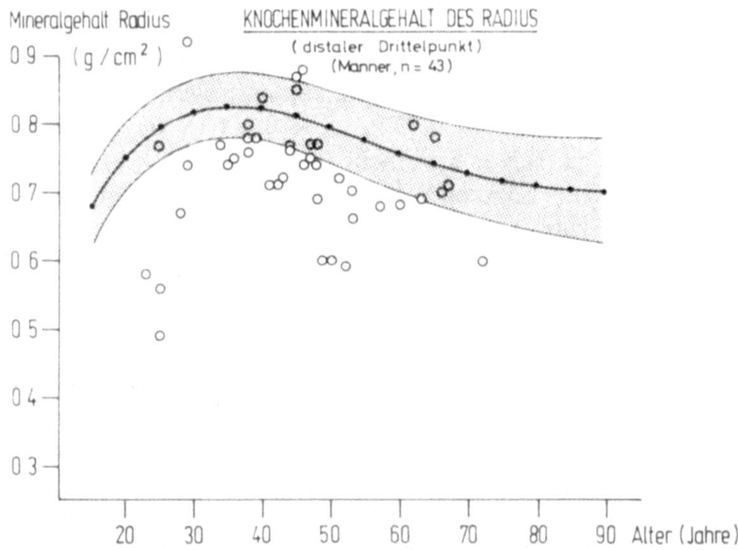

Abb. 6. Knochenmineralgehalt des Radius am distalen Drittelpunkt bei Männern mit primärer Osteoporose. Eingezeichnet ist der altersabhängige Normalbereich (plus/minus eine Standardabweichung) nach Ringe u. Mitarb. (1977)

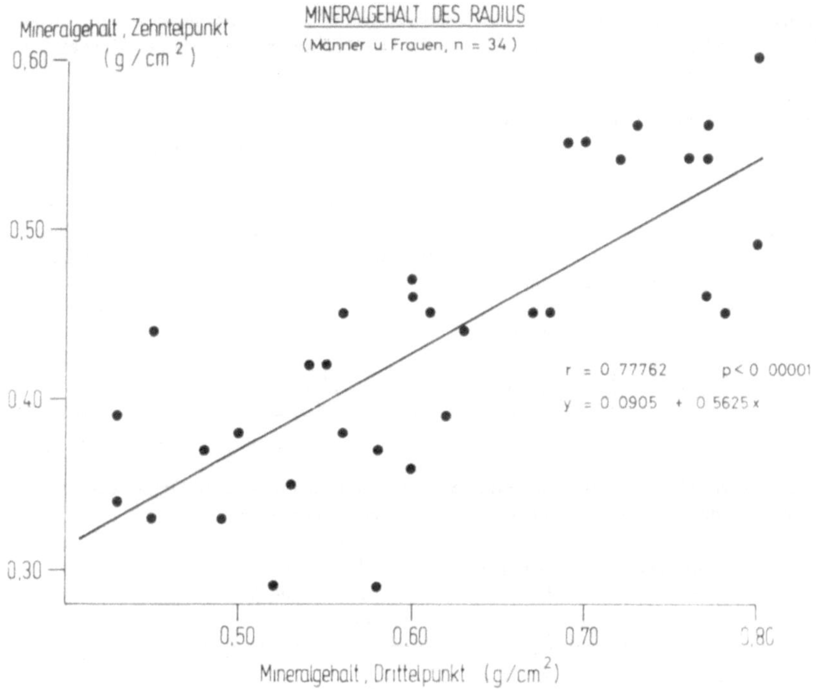

Abb. 7. Lineare Korrelation zwischen dem Knochenmineralgehalt des Radius am distalen Drittel- und Zehntelmeßpunkt bei Frauen und Männern mit primärer Osteoporose

Tabelle 14. Röntgen-Index bei Frauen und Männern mir primärer Osteoporose. Die genaue Definition der Indizes findet sich bei der Darstellung der Methoden (IV, B 1) (S. 10)

| Geschlecht | n | Anzahl und Prozentsatz der Fälle mit Röntgen-Index | | | | | | | |
| | | 0 | | 1 | | 2 | | 3 | |
		n	%	n	%	n	%	n	%
Frauen	62	1	(1,6)	13	(21)	38	(61)	10	(16)
Männer	46	0	(0)	13	(28)	29	(63)	4	(9)
Frauen und Männer	108	1	0,9	26	24,1	67	62,0	14	13,0

3. Beziehungen zwischen Knochenmineralgehalt, Röntgen-Index und volumetrischer Spongiosadichte

Zwischen dem Knochenmineralgehalt des Radius, dem Röntgen-Index und der volumetrischen Spongiosadichte lassen sich keine linearen Korrelationen ermitteln. Lediglich zwischen dem Röntgen-Index und dem Mineralgehalt des Drittelmeßpunktes besteht bei Frauen eine negative Korrelation (r = 0,50725), die

33

Tabelle 15. Vergleichende Untersuchung von Knochenmineralgehalt des Radius, gemessen am distalen Drittelpunkt, Röntgen-Index und volumetrischer Dichte der Beckenkammspongiosa bei Männern und Frauen mit primärer Osteoporose

Knochen-mineral-gehalt	Ge-schlecht	Zahl der Fälle	Röntgen-Index (MW ± SD)	p	Volumetrische Spongiosadichte (%) (MW ± SD)	p
normal — erhöht	Frauen	19	1,58 ± 0,69	< 0,0025	10,1 ± 2,5	< 0,025
vermindert		32	2,13 ± 0,55		11,8 ± 3,3	
normal — erhöht	Männer	16	1,75 ± 0,68	n.s.	12,2 ± 4,2	n.s.
vermindert		27	1,85 ± 0,53		12,7 ± 3,9	

Tabelle 16. Vergleichende Untersuchung von Röntgen-Index und volumetrischer Dichte der Beckenkammspongiosa bei Frauen und Männern mit primärer Osteoporose

Geschlecht	Zahl der Fälle	Röntgen-Index	Volumetrische Spongiosadichte (%) (MW ± SD)	p
Frauen und Männer	1	0	10,6	
	26	1	13,0 ± 4,7	—
	67	2	11,5 ± 3,1	< 0,05
	14	3	10,5 ± 2,3	n.s.
Frauen	1	0	10,6	
	13	1	11,3 ± 3,9	—
	38	2	11,4 ± 2,9	n.s.
	10	3	10,5 ± 2,5	n.s.
Männer	0	0	—	
	13	1	14,7 ± 4,9	—
	29	2	11,6 ± 3,3	< 0,0125
	4	3	10,7 ± 2,2	n.s.

jedoch überwiegend durch die Altersabhängigkeit der Parameter bedingt ist. Daher wurde versucht, durch Gruppenbildung zu einer vergleichenden Aussage zu kommen.

Wie in Tabelle 15 erkennbar ist, unterscheidet sich die Gruppe mit normalem oder erhöhtem von der mit vermindertem Mineralgehalt nur bei Frauen. Im Röntgen-Index entspricht der höhere Wert erwartungsgemäß einem verminderten Mineralgehalt, während bei der volumetrischen Dichte der Beckenkammspongiosa paradoxe Verhältnisse vorliegen.

Tabelle 16 zeigt den Vergleich der Röntgen-Indizes mit der volumetrischen Dichte der Beckenkammspongiosa. Beim Auftreten von Deckplatteneinbrüchen oder Frakturen der Wirbelkörper beträgt die volumetrische Spongiosadichte durchschnittlich 11,5%, bei Spontanfrakturen des peripheren Skelets liegt diese noch etwa 1% niedriger. Frauen mit Röntgen-Index 1 unterscheiden sich deutlich in ihrer volumetrischen Spongiosadichte von Männern mit gleichem Index (p < 0,05), die entsprechenden Differenzen bei den Indizes 2 und 3 sind nicht signifikant.

D. Histomorphometrie der Beckenkammspongiosa

Beim Vergleich einzelner Parameter der Histomorphometrie mit Normalbefunden werden die von Delling (1974, 1975) angegebenen Werte zugrunde gelegt, da diese an einer vergleichbaren Bevölkerung mit praktisch identischen Methoden erhoben wurden.

1. Strukturparameter
Volumendichte, Oberflächendichte und spezifische Spongiosaoberfläche

Die volumetrische Dichte der Beckenkammspongiosa liegt bei Frauen mit primärer Osteoporose durchschnittlich um 1,2% niedriger als bei Männern (p < 0,05) (Tabelle 6). Oberflächendichte und spezifische Spongiosaoberfläche zeigen keine Geschlechtsunterschiede. Nur für die Volumendichte besteht eine schwach negative Korrelation zum Alter (r = −0,25891, p < 0,01).

Wie aus den Tabellen 8 und 10 hervorgeht, finden sich signifikante Differenzen zwischen den Altersgruppen ober- und unterhalb des 40. Lebensjahres. Die jüngeren Fälle mit primärer Osteoporose weisen im Mittel noch höhere volumetrische Spongiosadichten auf, während die Fälle jenseits des 65. Lebensjahres sich von der mittleren Altersgruppe nicht unterscheiden.

Die Strukturparameter sind in der folgenden Weise eng miteinander korreliert:

$$V_v\text{--}S_v \quad r = 0{,}64600, \quad p < 0{,}00001$$
$$V_v\text{--}S/V \quad r = -0{,}30338, \quad p < 0{,}01$$
$$S_v\text{--}S/V \quad r = 0{,}49382, \quad p < 0{,}00001$$

Beim Vergleich mit den Normalwerten ergeben sich die Ergebnisse der Tabelle 17. Die Volumendichte der Beckenkammspongiosa ist durchschnittlich in 68,5% der Fälle vermindert, in den übrigen Fällen normal. In Abbildung 8 sind diese Verhältnisse graphisch dargestellt. Hier ist auch zu erkennen, daß von den 34 Werten im Normbereich nur 7 oberhalb des Mittelwertes liegen. Bei der spezifischen Spongiosaoberfläche kommen Normabweichungen nach oben und nach unten vor. 25,9% der primären Osteoporosen verändern ihre Spongiosastruktur im Sinne einer Bälkchenatrophie, d. h., die Verminderung der Volumendichte führt hauptsächlich zu einer Verschmälerung der einzelnen Trabekel. In 13,0% kommt es zu einer Umstrukturierung mit Verlust einzelner Knochenbälkchen unter Verdickung von übrigbleibenden. Diese Beziehungen zwischen volumetrischer Dichte und spezifischer Oberfläche der Spongiosa

Tabelle 17. Vergleich der Volumendichte (V_V) und der spezifischen Oberfläche (S/V) der Beckenkamm-spongiosa bei Frauen und Männern mit primärer Osteoporose mit den von Delling (1974, 1975) angegebenen Normalwerten

	Geschlecht	Zahl der Fälle	normal		vermindert		erhöht	
			n	%	n	%	n	%
V_V	Frauen	62	21	(34)	41	(66)	0	(0)
S/V			35	(56)	9	(15)	18	(29)
V_V	Männer	46	13	(28)	33	(72)	0	(0)
S/V			31	(67)	5	(11)	10	(22)
V_V	Frauen und Männer	108	34	31,5	74	68,5	0	(0)
S/V			66	61,1	14	13,0	28	25,9

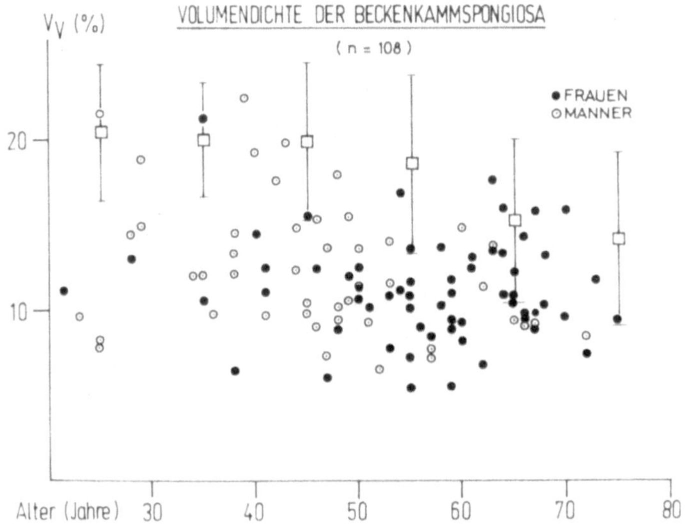

Abb. 8. Volumetrische Dichte der Beckenkammspongiosa bei Frauen und Männern mit primärer Osteoporose. Für jedes Lebensjahrzehnt ist der von Delling (1974, 1975) angegebene Normalwert plus/minus Standardabweichung eingezeichnet

wurde schon früher schematisch dargestellt und diskutiert (Kruse, 1968; Kuhlencordt u. Kruse, 1971).

Zum Vergleich der Volumendichte mit dem Knochenmineralgehalt des Radius und dem Röntgen-Index sei an dieser Stelle auf die Tabellen 15 und 16 hingewiesen (S. 34).

Zwischen den Strukturparametern und den Parametern des aktuellen Knochenumbaus lassen sich keinerlei einheitliche Beziehungen nachweisen. Insbesondere bestehen keine Korrelationen zu den prozentualen Anteilen der mit Osteoblasten besetzten Osteoidoberfläche (OB) und denen der Resorptionslakunen mit Osteoklasten (HO) sowie zur Summe, Differenz oder dem Quotienten dieser beiden Größen.

2. Knochenumbauparameter

Keiner der Knochenumbauparameter zeigt eine lineare Abhängigkeit vom Lebensalter. Nur durch den Vergleich von drei Gruppen (Tabelle 8: 1. Gruppe 40 Jahre und jünger, 2. Gruppe zwischen 40 und 65 Jahren, 3. Gruppe 65 Jahre und älter) lassen sich Altersunterschiede erkennen. Die jüngeren Fälle mit primärer Osteoporose (1. Gruppe) weisen durchschnittlich eine stärkere Umbauaktivität als die Fälle in mittleren Lebensjahren (2. Gruppe) auf. Signifikant ist der Unterschied jedoch nur bei der relativen Osteoklastenaktivität ($p < 0,01$). Die Differenzen von ROBA, HO, OI und OB + HO haben eine Irrtumswahrscheinlichkeit von 10%, für OB besteht keine Signifikanz. Im Vergleich der 2. mit der 3. Gruppe bleiben die Parameter praktisch konstant, lediglich die relative Osteoblastenaktivität nimmt deutlich zu ($p < 0,05$) bei gleicher Tendenz der relativen Osteoklastenaktivität. Aus Tabelle 6 geht hervor, daß Männer mit primärer Osteoporose im Mittel höhere Knochenumbauparameter zeigen als Frauen. Dies gilt sowohl für die Knochenneubildung als auch für die Resorption, wenn die prozentualen Oberflächenanteile der einzelnen Komponenten betrachtet werden. Durch die großen Standardabweichungen der Oberflächendichten (S_v) der Spongiosa bei Männern und Frauen zeigen die Oberflächendichten des Osteoids (S_{Vos}) und der neutralen Spongiosaoberfläche (S_{Vne}) jedoch keine Geschlechtsdifferenzen. Nur die Oberflächendichte der Resorptionslakunen (S_{Vhl}) ist bei Männern mit primärer Osteoporose größer ($p < 0,025$) als bei Frauen.

Die Mittelwerte der Knochenumbauparameter der Tabellen 5 und 8 des Gesamtkollektivs sowie der drei verschiedenen Altersgruppen liegen beim Vergleich mit altersentsprechenden Normalwerten praktisch alle im Normbereich. Dabei tendieren die Parameter der aktuellen Knochenneubildung und -resorption (OB, ROBA, HO, ROKA, OI) in den unteren Bereich der Norm, ebenso der prozentuale Oberflächenanteil des Gesamtosteoids (OS) und die errechnete mittlere Osteoidsaumbreite ($\bar{s}$), während der Oberflächenanteil der Resorptionslakunen (HE, HL) normal bis leicht erhöht ist. Die teilweise sehr großen Standardabweichungen zeigen, daß jedoch stärkergradige Abweichungen vorkommen. In den Abbildungen 9 und 10 sind die mit Osteoblasten bzw. Osteoklasten besetzten Oberflächen (OB und HO) im Vergleich zur Norm graphisch dargestellt. Man erkennt, daß bei der Knochenresorption — noch seltener als bei der Knochenneubildung — deutliche Steigerungen nur in wenigen Einzelfällen vorliegen.

Die Oberflächendichten des Osteoids (S_{Vos}) und der neutralen Spongiosaoberfläche (S_{Vne}) sind im Mittel erniedrigt, die Oberflächendichte der Howshipschen Lakunen (S_{Vhl}) und die Volumendichte des Osteoids (V_{Vos}) liegen an der unteren Normgrenze. Dies erklärt sich aus der Verminderung von Oberflächen- und Volumendichte der Gesamtspongiosa.

Setzt man die Einzelbefunde der Abbildungen 9 und 10 zueinander in Beziehung, so ergibt sich die Tabelle 18. Grundlage der Beurteilung von Kno-

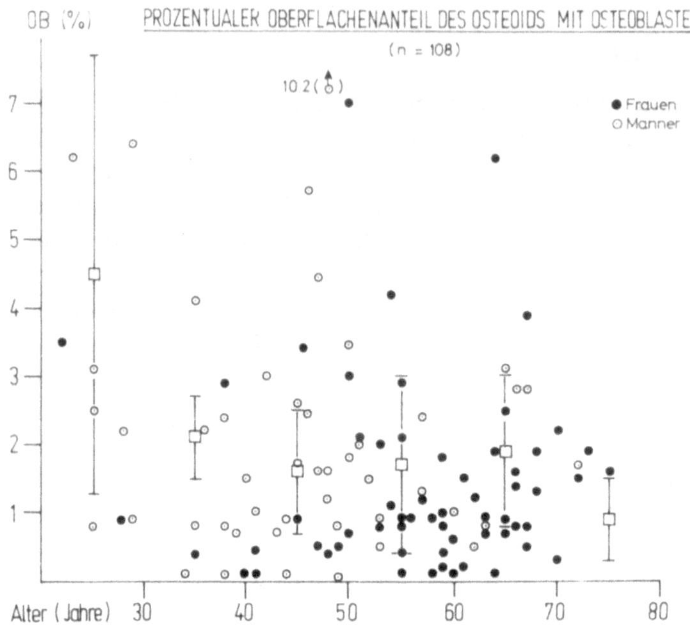

Abb. 9. Prozentualer Oberflächenanteil des mit Osteoblasten besetzten Osteoids (OB) der Beckenkammspongiosa bei Frauen und Männern mit primärer Osteoporose. Für jedes Lebensjahrzehnt ist der von Delling (1974, 1975) angegebene Normalwert plus/minus Standardabweichung eingezeichnet

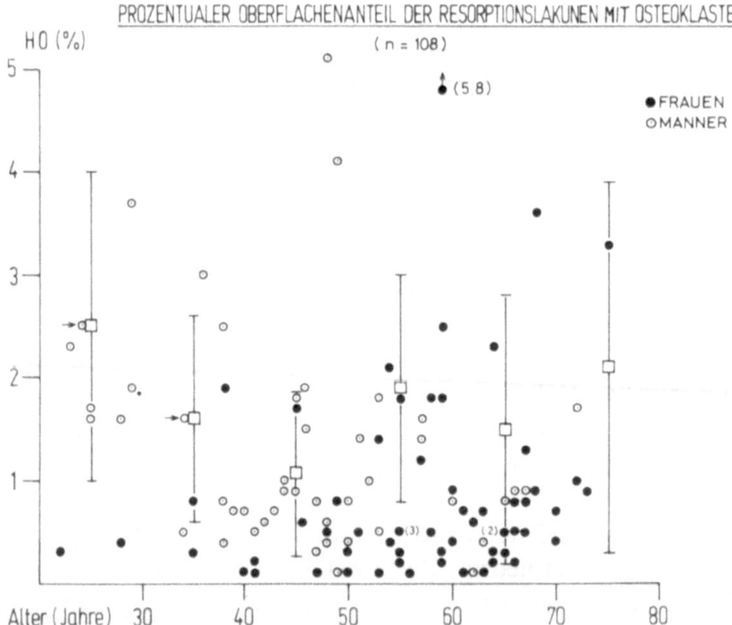

Abb. 10. Prozentualer Oberflächenanteil der Howshipschen Lakunen mit Osteoklasten (HO) der Beckenkammspongiosa bei Frauen und Männern mit primärer Osteoporose. Für jedes Lebensjahrzehnt ist der von Delling (1974, 1975) angegebene Normalwert plus/minus Standardabweichung eingezeichnet

38

Tabelle 18. Knochenneubildung und -resorption bei Frauen und Männern mit primärer Osteoporose. Grundlage der Beurteilung ist der prozentuale Oberflächenanteil des mit Osteoblasten besetzten Osteoids (OB) und der Resorptionslakunen mit Osteoklasten (HO) im Vergleich mit den von Delling (1974, 1975) angegebenen Normalwerten. Das gegenseitige Verhältnis der Parameter ist hier als „Bilanz" bezeichnet. Auf die Bedeutung dieses Begriffes wird in der Diskussion näher eingegangen

Bilanz	Knochen-neubildung	Knochen-resorption	Frauen (n = 62)	Männer (n = 46)	Frauen und Männer (n = 108)
Negativ	gering erhöht	stark erhöht	0	0	0
	normal	erhöht	3	4	7
	vermindert	erhöht	0	3	3
	vermindert	normal	9	4	13
	stark vermindert	gering vermindert	3	2	5
			15 (= 24,2%)	13 (= 28,3%)	28 = 25,9%
Ausge-glichen	erhöht	erhöht	1	2	3
	normal	normal	19	23	42
	vermindert	vermindert	6	0	6
			26 (= 41,9%)	25 (= 54,4%)	51 = 47,3%
Positiv	stark erhöht	gering erhöht	0	0	0
	erhöht	normal	9	5	14
	erhöht	vermindert	0	0	0
	normal	vermindert	12	2	14
	gering vermindert	stark vermindert	0	1	1
			21 (= 34,0%)	8 (= 17,4%)	29 = 26,8%

chenneubildung und -resorption ist hier der prozentuale Oberflächenanteil des mit Osteoblasten besetzten Osteoids (OB) und der Resorptionslakunen mit Osteoklasten (HO) im Vergleich mit den von Delling (1974, 1975) angegebenen Normalwerten. Das gegenseitige Verhältnis der Parameter ist als negative, ausgeglichene oder positive „Bilanz" bezeichnet. In der Diskussion wird näher darauf eingegangen, welche Bedeutung diesem Begriff zukommt und unter welchen Voraussetzungen in diesem Zusammenhang von einer echten Knochenbilanz gesprochen werden kann. In Tabelle 18 sind die 5 Möglichkeiten einer negativen Bilanz (Frost, 1963; Kuhlencordt, 1966; Kuhlencordt u. Mitarb., 1970) und — bei umgekehrten Vorzeichen — einer positiven Bilanz aufgeführt. Dabei zeigt sich, daß die Mehrzahl der Fälle (47,3%) ausgeglichene Verhältnisse aufweist, meist mit normaler Neubildung und Resorption. Nur 9 der 51 Fälle haben einen insgesamt erhöhten oder verminderten Knochenumbau. 25,9% haben eine negative Bilanz, die am häufigsten durch eine verminderte Knochenneubildung bei normaler Resorption zustande kommt, seltener durch eine erhöhte Knochenresorption bei normaler Neubildung. Erhöhungen beider Parameter mit Überwiegen des Abbaus werden nicht beobachtet. Positive Bilanzen durch erhöhten Anbau oder verminderten Abbau kommen in gleicher Häufigkeit vor, während die anderen drei Möglichkeiten gar nicht bzw.

nur in einem Fall vorliegen. Insgesamt gesehen sind negative oder positive Bilanzen jeweils in etwa einem Viertel aller Fälle mit primärer Osteoporose zu finden. Frauen zeigen dabei fast doppelt so häufig positive Bilanzen wie Männer, diese jedoch deutlich öfter eine ausgeglichene Bilanz.

Mit Hilfe einer multivariaten Diskriminanzanalyse wurden die in Tabelle 18 aufgestellten drei Gruppen auf ihre Unterscheidungsmerkmale hin überprüft. Dabei ist zu bedenken, daß jede der Gruppen Fälle mit normalem, erhöhtem und vermindertem Knochenanbau oder -abbau beinhaltet und daß außerdem die eingegebenen Meßgrößen der verschiedenen Parameter die vom Normalwert unabhängigen Originaldaten sind. In Tabelle 19 sind deren Mittelwerte und Standardabweichungen gruppenweise zusammengestellt.

Die Diskriminanzanalyse ergibt, daß sich die drei Gruppen in mehreren einzelnen Parametern signifikant voneinander unterscheiden. Dabei handelt es sich um die folgenden Größen:

OB/HO   F-Wert 27,87, $p \ll 0,01$
OB-HO   F-Wert 9,03, $p < 0,01$
S_{Vhl} F-Wert 6,91, $p < 0,01$
Alter   F-Wert 4,13, $p < 0,05$
HE   F-Wert 3,25, $p < 0,05$

Für den Quotienten aus den prozentualen Oberflächenanteilen des mit Osteoblasten bedeckten Osteoids und der Resorptionslakunen mit Osteoklasten (OB/HO) ist der F-Wert das Ergebnis einer einfachen Varianzanalyse der drei Gruppen, und bedeutet, daß dieser Parameter die größte, statistisch signifikante Trennfunktion hat. Dazu gehört ein Wilks Lambda von 0,653, ein Wert, der ein Maß für die Trennung der Gruppen insgesamt unter Berücksichtigung auch aller anderen Parameter (overall discrimination) darstellt. Die F-Werte der folgenden Größen (OB-HO, S_{Vhl}, Alter, HE) wurden errechnet jeweils unter Berücksichtigung bzw. Ausschluß der vorhergenannten Größen mit besserer Trennfunktion. Das heißt, daß beispielsweise allein das Alter mit einem F-Wert von 4,13 mit nur 5% Irrtumswahrscheinlichkeit die drei Gruppen voneinander trennt, unabhängig vom Einfluß von OB/HO, OB-HO und S_{Vhl}. Wilks Lambda als Maß für die „overall discrimination" ist für OB-HO $= 0,557$, $S_{Vhl} = 0,491$, Alter $= 0,454$ und HE $= 0,427$.

Auf der Basis dieser Ergebnisse ist es theoretisch möglich, Gleichungen aufzustellen, die es erlauben, durch Einsetzen der Meßwerte von einem oder mehreren Parametern den betreffenden Einzelfall unter Angabe der statistischen Sicherheit einer der drei Gruppen mit positiver, ausgeglichener oder negativer Bilanz zuzuordnen.

Neben den Größen, die die Gruppen am besten voneinander trennen, sind natürlich auch die von Interesse, die keine stärkeren Differenzen aufweisen. Wie Tabelle 19 zu entnehmen ist, finden sich insbesondere keine signifikanten Unterschiede im Röntgen-Index und in der Volumendichte der Spongiosa (V_v), also im röntgenologischen und histologischen Schweregrad der primären

Tabelle 19. Mittelwerte und Standardabweichungen der Parameter von 3 Gruppen mit verschiedenen Knochenumbaugrößen entsprechend der Tabelle 18 (Gruppe 1 — positive Bilanz, Gruppe 2 — ausgeglichene Bilanz, Gruppe 3 — negative Bilanz)

| | Gruppe 1 (n = 29) | | Gruppe 2 (n = 51) | | Gruppe 3 (n = 28) | |
	MW	$\pm$ SD	MW	$\pm$ SD	MW	$\pm$ SD
Alter (Jahre)	54,6	11,1	52,3	12,8	47,8	13,3
Kalzium im Serum (mg/100 ml)	9,87	0,42	9,86	0,42	9,84	0,42
Kalzium im Urin (mg/d)	208	115	205	89	196	88
Kreatinin im Serum (mg/100 ml)	0,98	0,17	0,96	0,18	0,94	0,17
Röntgen-Index	1,83	0,71	1,90	0,57	1,86	0,65
S_{vb} (%)	12,2	3,2	11,1	3,8	12,3	3,2
S_{vb} (mm²/mm³)	2,557	0,793	2,218	0,686	2,798	0,877
S/V (mm²/mm³)	21,5	4,9	20,7	4,7	23,2	6,1
OB (%)	2,4	1,7	1,8	1,7	0,8	1,2
IO (%)	14,3	8,2	10,6	5,8	7,3	5,0
OS (%)	16,7	9,4	12,4	6,3	8,2	5,9
V_{vos} (%)	0,36	0,25	0,26	0,19	0,17	0,12
ROBA (%)	15,2	10,4	14,8	10,3	9,3	8,1
S_{vos} (mm²/mm³)	0,436	0,290	0,266	0,148	0,217	0,153
$\bar{s}$ (µm)	8,8	4,2	9,7	3,4	9,8	7,0
HO (%)	0,7	0,8	1,0	0,8	1,6	1,4
HE (%)	4,6	2,4	6,2	2,7	7,7	3,6
HL (%)	5,3	3,0	7,2	3,2	9,3	4,6
ROKA (%)	11,9	7,8	12,9	7,5	15,2	8,6
OI	4,6	3,5	6,9	4,0	9,4	6,5
S_{vhl} (mm²/mm³)	0,142	0,117	0,155	0,076	0,262	0,151
N (%)	78,0	10,5	80,4	8,3	82,5	8,7
S_{vne} (mm²/mm³)	1,999	0,594	1,796	0,637	2,322	0,804
OB + HO (%)	3,1	2,1	2,8	2,4	2,4	2,3
OB − HO (%)	1,7	1,6	0,8	1,1	− 0,8	1,4
OB/HO	5,6	4,7	2,1	1,2	0,7	0,5

Osteoporose. Dagegen zeigt die Volumendichte des Osteoids parallel zur sogenannten Bilanz eine abnehmende Tendenz bei etwa konstanter mittlerer Breite der Osteoidsäume.

Zwischen den verschiedenen Knochenumbauparametern gibt es selbstverständlich auch Beziehungen, die zu erwarten sind. So findet sich zwischen dem Osteoklastenindex (OI) und dem prozentualen Oberflächenanteil der Resorptionslakunen mit Osteoklasten (HO) eine hochsignifikante lineare Korrelation (r = 0,84810, p < 0,00001), die in Abbildung 11 graphisch dargestellt ist. Beide Parameter gelten als ein Maß für die aktuelle Knochenresorption, wobei besonders der Osteoklastenindex bei Gesunden geringeren altersbedingten Schwankungen unterworfen ist und etwas genauer sein soll (Olah, 1975; Schenk u. Mitarb., 1969). Daß der Korrelationskoeffizient nicht noch höher ist, wird verständlich, wenn man bedenkt, daß der Osteoklastenindex durch Division mit der Oberflächendichte der Spongiosa errechnet wird, die in den prozentualen Oberflächenanteil der Resorptionslakunen mit Osteoklasten (HO) nicht eingeht.

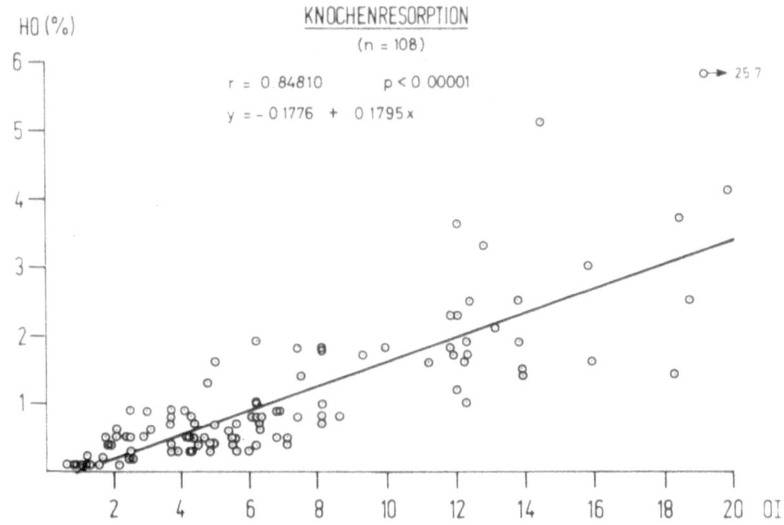

Abb. 11. Lineare Korrelation zwischen dem Osteoklastenindex (OI) und dem prozentualen Oberflächenanteil der Resorptionslakunen mit Osteoklasten (HO) der Beckenkammspongiosa bei Frauen und Männern mit primärer Osteoporose

Weiterhin lassen sich folgende lineare Korrelationen ermitteln (Frauen und Männer, n = 108):

OB–IO	r =	0,47623,	p < 0,00001
HO–HE	r =	0,59636,	p < 0,00001
ROBA–OB	r =	0,69564,	p < 0,00001
ROKA–HO	r =	0,81673,	p < 0,00001
N–OS	r =	−0,90979,	p < 0,00001
N–HL	r =	−0,53307,	p < 0,00001

Die Ausdehnungen von Osteoblasten und Osteoklasten stehen also in hochsignifikanten Korrelationen zu den Oberflächenanteilen von Osteoid und Resorptionslakunen, ebenso die neutrale Spongiosaoberfläche.

Auch zwischen der aktuellen Knochenneubildung und -resorption findet sich eine Beziehung, allerdings nur bei Männern mit primärer Osteoporose:

Männer (n = 46) OB − HO r = 0,51977, p < 0,001
Frauen (n = 62) OB − HO r = 0,15981, p n.s.

Dies bedeutet, daß die prozentuale Oberflächenausdehnung der Osteoblasten der der Osteoklasten bei Männern parallel geht (Abb. 12). Dem Befund entspricht, daß nach Tabelle 18 nur in 3 von 108 Fällen OB und HO im Vergleich zur Norm gegensinnig abweichen. Betrachtet man allerdings die Abbildung 12, wird deutlich, daß die Korrelation im wesentlichen auf vier Fällen mit hohem Knochenumbau beruht, während die übrigen Werte keine lineare Beziehung erkennen lassen.

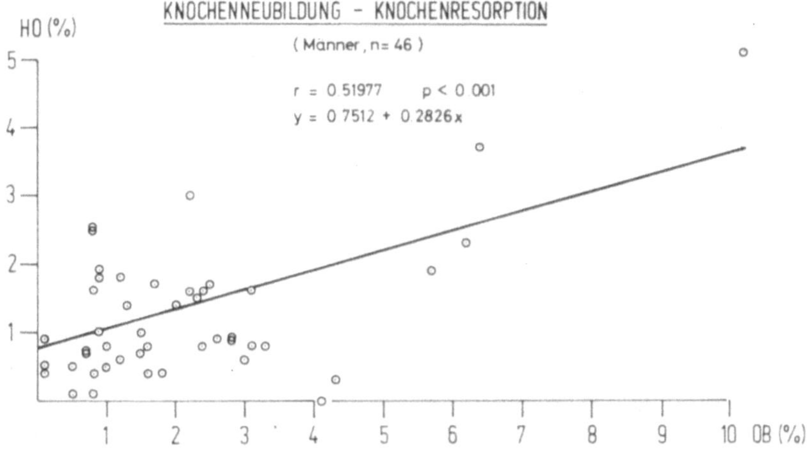

Abb. 12. Lineare Korrelation zwischen dem prozentualen Oberflächenanteil des mit Osteoblasten besetzten Osteoids (OB) und dem der Resorptionslakunen mit Osteoklasten (HO) der Beckenkammspongiosa bei Männern mit primärer Osteoporose

Lineare Korrelationen zwischen OB und HE oder HL bzw. zwischen HO und IO oder OS lassen sich nicht ermitteln. Ebensowenig finden sich Beziehungen zwischen der mittleren Osteoidsaumbreite ($\bar{s}$) und den Parametern des Knochenanbaus.

In der Darstellung der biochemischen Ergebnisse wurden die Beziehungen zu den Knochenumbauparametern schon beschrieben. Abbildung 2 zeigt die lineare Korrelation zwischen der Volumendichte des Osteoids (V_{vos}) und der alkalischen Serumphosphatase, die allerdings nur für die untersuchten Frauen mit primärer Osteoporose gilt.

Eine Abhängigkeit der renalen Kalzium- und Hydroxyprolinausscheidung vom Knochenumbau, insbesondere von der Knochenresorption, ließ sich nicht ermitteln.

Auch die Strukturparameter zeigen keine Beziehungen zum aktuellen Knochenan- oder -abbau.

E. Kalziumkinetik

Die Mittelwerte und Standardabweichungen der einzelnen Meßgrößen der Radiokalziumkinetik sind in Tabelle 7 zusammengestellt. Signifikante Geschlechtsunterschiede lassen sich nicht ermitteln. Im Vergleich mit den Normalbereichen (Tabelle 4) finden sich keine Abweichungen. Es fällt jedoch die an der oberen Normgrenze liegende endogene fäkale Kalziumausscheidung ($2,5 \pm 1,2$ mg/d/kg KG) auf sowie die sehr große Standardabweichung der mittleren errechneten Kalziumbilanz ($-2,0 \pm 2,7$ mg/d/kg KG).

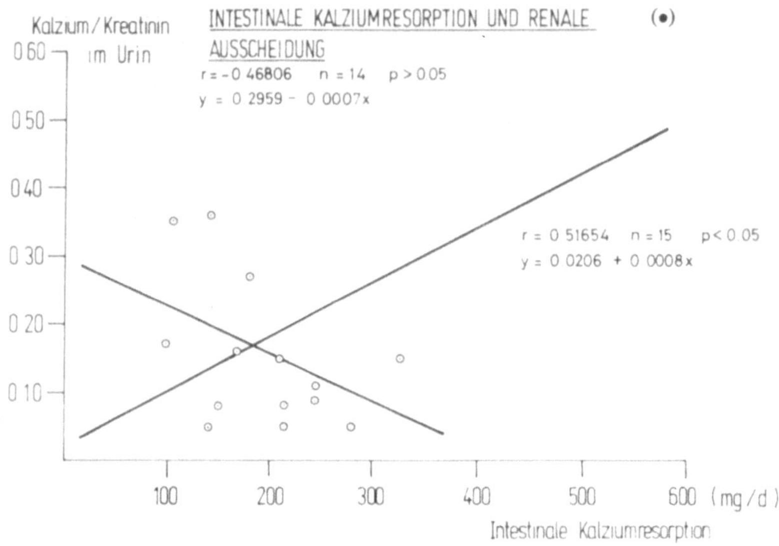

Abb. 13. Beziehung zwischen der intestinalen Kalziumresorption in mg pro die und der renalen Kalziumausscheidung, gemessen als Kalzium/Kreatinin-Quotient, bei primärer Osteoporose. Unter Einbeziehung aller Fälle (n = 15) ergibt sich eine positive lineare Korrelation; bleibt der Extremfall (•) unberücksichtigt, wird diese negativ

Aus Tabelle 9 geht hervor, daß sich beim Gruppenvergleich der Fälle bis zum 40. Lebensjahr einschließlich mit denen zwischen dem 40. und 65. Lebensjahr, Altersunterschiede statistisch nicht sichern lassen. Keiner der Kinetikparameter zeigt eine lineare Altersabhängigkeit. Nur bei den Frauen steigt die endogene fäkale Kalziumausscheidung mit dem Alter an (n = 9, r = 0,84043, p < 0,01). Dies wird bestätigt durch die Ergebnisse in Tabelle 11. Nach der Menopause liegt die endogene fäkale Kalziumausscheidung signifikant höher als vor der Menopause.

Die Beziehung zwischen der Kalziumakkretion und der alkalischen Serumphosphatase bei Männern mit primärer Osteoporose ist in Abbildung 3 dargestellt. Darüber hinaus erscheint die Korrelation zwischen der intestinalen Kalziumresorption in mg pro die und dem Kalzium/Kreatinin-Quotienten im Urin von Bedeutung. Diese Verhältnisse sind in Abbildung 13 dargestellt. Unter Einbeziehung aller Fälle (n = 15) ergibt sich eine positive Korrelation in dem Sinne, daß mit steigender intestinaler Kalziumresorption die renale Ausscheidung, gemessen als Kalzium/Kreatinin-Quotient, ebenfalls ansteigt. Die Graphik verdeutlicht, daß die Beziehung nur durch einen Extremfall aufrechterhalten wird. Bleibt dieser unberücksichtigt, ergeben die verbleibenden Fälle (n = 14) eine negative, allerdings nicht signifikante Korrelation. Die Kalziumausscheidung im Urin in mg pro die weist einen positiven Korrelationskoeffizienten zur intestinalen Resorption auf (r = 0,27532, n = 22, n.s.).

Beziehungen von Parametern der Kalziumkinetik zu histomorphometrisch bestimmten Knochenumbaugrößen lassen sich nicht beweisen. Es ergeben sich jedoch die folgenden nicht signifikanten Korrelationskoeffizienten:

Kalziumbilanz $- S_{Vne}$: $r = -0,30983$, $n = 22$
Kalziumakkretion $- OB$ $r = 0,21904$, $n = 23$
Kalziumakkretion $- OS$ $r = 0,36829$, $n = 23$
Kalziumakkretion $- S_{Vos}$ $r = 0,26937$, $n = 23$

VI. Diskussion

In allen Punkten der Diskussion ist zu berücksichtigen, daß es sich bei dem untersuchten Krankengut ausschließlich um Fälle mit einer primären Osteoporose handelt, bei denen entsprechend der eingangs gegebenen Definition ein pathologischer Zustand des Skeletsystems vorliegt. Es gibt zahlreiche Publikationen, die sich insbesondere von radiologischer und knochenhistologischer Seite mit dem physiologischen Verlust an Knochensubstanz bzw. Knochenmineral kritisch auseinandersetzen. Diese Arbeiten sind jedoch für die Diskussion der Pathogenese der primären Osteoporose nur bedingt relevant. Da jenseits des vierzigsten Lebensjahres auch die Begriffe Altersosteoporose oder postmenopausische Osteoporose benutzt werden, ist nicht immer klar ersichtlich, ob hier die physiologische Altersatrophie oder ein darüber hinausgehender Verlust an Knochenmasse gemeint ist. Daher sind in der Diskussion nur Veröffentlichungen berücksichtigt, die das jeweils untersuchte Krankengut in dieser Hinsicht klar definieren.

Die Auswahl der Fälle dieser Arbeit erfolgte lediglich nach zwei Gesichtspunkten:

1. Wie bei der Beschreibung des Krankengutes dargestellt, mußte die Diagnose der primären Osteoporose erst nach einer umfangreichen klinisch-internistischen Untersuchung unter Berücksichtigung des ganzen Spektrums der Befunde gestellt worden sein.

2. Es mußte sich um bis dahin unbehandelte Fälle handeln, wobei neben den zur Therapie einer Osteoporose gebräuchlichen Medikamenten auch solche berücksichtigt wurden, die geeignet sind, das Skeletsystem negativ zu beeinflussen, beispielsweise Nebennierenrindenhormone, Schilddrüsenhormone oder Heparin.

Ein dritter, sicherlich mitentscheidender Punkt für die Zusammensetzung des Krankengutes ist die Tatsache, daß die Fälle entweder direkt vom Hausarzt oder über eine andere Klinik der Abteilung zur stationären Diagnostik und Therapie überwiesen wurden. Es ist zu vermuten, daß auf diesem Weg in größerer Zahl jüngere, aufgrund der Erkrankung vorübergehend arbeitsunfähige Fälle, und solche mit schwerergradiger Osteoporose in das Kollektiv eingegangen sind. Insofern ist dieses nicht ganz repräsentativ für die primären Osteoporosen überhaupt. Allerdings ist allen Fällen gemeinsam, daß sie schon in der Praxis der klinischen Diagnostik für notwendig erachtet wurden.

Die genannten Punkte sind zu berücksichtigen, wenn man das Geschlechtsverhältnis von Frauen zu Männern gleich 1,35 : 1 und den relativ großen Anteil der jüngeren — 19,4% sind 40 Jahre und jünger — betrachtet (siehe Abb. 1). Vergleichbare Daten über Alters- und Geschlechtsverteilung der primären Osteoporose liegen in der Literatur nicht vor. Dies ist darin begründet, daß bislang kein nach Definition, Auswahlkriterien und Untersuchungsmethoden homogenes Krankengut, das alle Altersstufen mit Ausnahme der ersten beiden Lebensjahrzehnte umfaßt, publiziert wurde. Diese Tatsache trifft auch für die hier erhobenen biochemischen, radiologischen und knochenhistomorphometrischen Parameter zu.

Um eine Wiederholung aller detailliert dargestellten Ergebnisse zu vermeiden und um die Diskussion übersichtlich zu gestalten, ist diese in die drei Hauptpunkte unterteilt, die in der Einleitung als Ziele der Arbeit hervorgehoben wurden:

A. Die Diskussion der Aussagekraft verschiedener biochemischer, radiologischer und kalziumkinetischer Parameter in der Beurteilung der primären Osteoporose. In diesem Abschnitt wird auch auf die Beziehungen zu den knochenhistomorphometrischen Befunden eingegangen.

B. Die Darstellung von Struktur und Umbau der Beckenkammspongiosa bei primärer Osteoporose.

C. Die Diskussion der Möglichkeiten von Pathogenese und Verlauf der primären Osteoporose. Die hier dargestellten Überlegungen basieren in erster Linie auf der Interpretation der Knochenumbauparameter, teilweise im Zusammenhang mit früher publizierten Vorstellungen (Kuhlencordt u. Kruse, 1974; Kuhlencordt u. Mitarb., 1970).

A. Aussagekraft verschiedener biochemischer, radiologischer und kalziumkinetischer Parameter in der Beurteilung der primären Osteoporose

1. Biochemie

Allgemein anerkannt ist heute die Tatsache, daß die blutchemischen Untersuchungen bei der primären Osteoporose keine charakteristischen Normabweichungen ergeben. Da die Diagnose einer primären Osteoporose per exclusionem gestellt wird, muß dies in der Differentialdiagnose, insbesondere bei der Abgrenzung zu den verschiedenen sekundären Formen einer Osteoporose, bedacht werden. Größere Übersichten von Untersuchungen des Kalziumstoffwechsels bei Gesunden, Kalziumstoffwechselstörungen und metabolischen Osteopathien wurden u. a. von Jackson (1967), Nordin (1976a) und Nordin und Smith (1965) publiziert.

a) Kalziumkonzentration im Serum

Nur in je einem Fall war die Kalziumkonzentration im Serum mit 10,6 mg/100 ml bzw. 8,8 mg/100 ml geringfügig erhöht bzw. vermindert. Klinisch ließ sich keine entsprechende Erklärung finden, obwohl das gesamte Spektrum der Differentialdiagnose der Hyper- und Hypokalzämie bedacht wurde (Kruse u. Kuhlencordt, 1976). Insgesamt kommt der Serumkalziumbestimmung bei der primären Osteoporose eine große differentialdiagnostische Bedeutung zu, da Normabweichungen nach oben oder unten äußerst selten sind und daher stets den Verdacht auf eine andersartige Kalziumstoffwechselstörung nahelegen.

Wie bei jüngeren Normalpersonen liegt der Serumkalziumspiegel bei Männern etwas höher als bei Frauen (Dequeker, 1972; Frank u. Carr, 1957; Roberts, 1967), wenn auch statistisch nicht signifikant ($p < 0,1$, Tab. 6). Ein Anstieg nach der Menopause, wie ihn Dequeker (1972) und Nordin (1973a) bei gesunden Frauen beschreiben, läßt sich im vorliegenden Krankengut nicht ermitteln. Nordin (1973a) erklärt dies über eine postmenopausisch gesteigerte Knochenresorption, die sich bei der primären Osteoporose ebenfalls nicht nachweisen läßt. Die bei den Männern bestehende negative lineare Korrelation der Kalziumkonzentration im Serum zum Alter läßt sich durch vergleichbare Änderungen der Knochenumbauparameter nicht erklären. Denkbar ist dies als Folge einer abnehmenden intestinalen Kalziumresorption mit steigendem Lebensalter (Wilkinson, 1976), obwohl die Parameter der Kinetik keine entsprechenden Unterschiede aufweisen.

Routinemäßige Bestimmungen der ionisierten Kalziumfraktion wurden beim vorliegenden Krankengut nicht durchgeführt, da ebenso wie beim Gesamtkalzium bei der primären Osteoporose keine charakteristischen Normabweichungen beschrieben sind.

b) Aktivität der alkalischen Serumphosphatase

Bei der Interpretation der alkalischen Serumphosphatase ist zu bedenken, daß die angewandte Methode die Summe der Aktivitäten mehrerer Isoenzyme wiedergibt, die vom Knochen, von der Leber und vom Darm stammen. Außerdem wird in der Plazenta und in verschiedenen Tumoren alkalische Phosphatase gebildet (Fishman, 1974; Hodgkinson u. Knowles, 1976), die gegebenenfalls zu berücksichtigen ist. Durch regelmäßige Bestimmungen der Serum-GOT und -GPT sowie der γ-GT wurden stärkergradige Abweichungen in der Aktivität des Leberisoenzyms ausgeschlossen. Störungen im Bereich des Intestinums, Tumoren oder eine Gravidität liegen im dargestellten Krankengut ebenfalls nicht vor.

Dennoch finden sich in 14,6% der Fälle leichte bis mäßige Erhöhungen der alkalischen Serumphosphatase. Als einfachste Erklärung bietet sich eine Aktivitätssteigerung im Rahmen von Frakturheilungsprozessen an. Betrachtet man daraufhin die Röntgen-Indizes, so hatten alle Fälle mindestens Index 2, d. h. Deckplatteneinbrüche oder Wirbelkörperkompressionsfrakturen, viermal waren auch periphere Spontanfrakturen aufgetreten. Dequeker (1972) beschrieb in 3 von 45 Fällen mit Osteoporose eine Erhöhung der alkalischen

Serumphosphatase, die er ebenfalls im Zusammenhang mit Wirbelkörperfrakturen interpretierte. Unter den genannten Voraussetzungen muß ein Anstieg der alkalischen Serumphosphatase bei primärer Osteoporose immer den Verdacht auf einen kürzlich stattgehabten Einbruch einer Deck- oder Abschlußplatte eines Wirbelkörpers lenken, wenn eine Wirbelkörperfraktur oder eine Spontanfraktur des peripheren Skelets nicht offensichtlich ist.

Eine höhere Aktivität der alkalischen Serumphosphatase bei Männern als bei Frauen, die bei Normalkollektiven beschrieben wurde (Dent u. Harper, 1962; Dequeker, 1972; Klaassen u. Siertsema, 1964; Roberts, 1967), läßt sich im vorliegenden Krankengut nicht nachweisen. Der Anstieg mit dem Alter, der besonders beim Vergleich der Frauen vor und nach der Menopause deutlich wird (Tabelle 10), entspricht dem Verhalten bei Gesunden (Clark u. Mitarb., 1951; Dequeker, 1972; Hobson u. Jordan, 1959; Klaassen u. Siertsema, 1964; Roberts, 1967).

Beziehungen zwischen der Aktivität der alkalischen Serumphosphatase und den Parametern des Knochenanbaus sind von verschiedenen Arbeitsgruppen publiziert worden. Haas u. Mitarb. (1974, 1975) sowie Bordier u. Mitarb. (1973, 1974) fanden gute Korrelationen zum prozentualen Oberflächenanteil des mit Osteoblasten besetzten Osteoids der Beckenkammspongiosa, Haas u. Mitarb. (1974, 1975) darüber hinaus zum prozentualen Oberflächenanteil des Gesamtosteoids. Die beste lineare Korrelation zeigen im vorliegenden Krankengut die Frauen mit primärer Osteoporose zwischen der alkalischen Phosphatase und dem Osteoidvolumen (V_{Vos}), die in Abbildung 2 dargestellt ist. Hier wird deutlich, daß die positive Korrelation hauptsächlich auf den Fällen beruht, die eine erhöhte alkalische Phosphatase (über 48 mE/ml) bzw. ein vergrößertes Osteoidvolumen aufweisen. Aus den gleichen Gründen dürften die signifikanten Beziehungen in den zitierten Arbeiten resultieren. Bei Haas u. Mitarb. (1974, 1975) sind nämlich Natriumfluorid-behandelte Osteoporosen Grundlage der Untersuchungen, bei Bordier u. Mitarb. (1973, 1974) handelt es sich ebenfalls um Osteoporosen mit offenbar gesteigerter Knochenneubildung, da der prozentuale Oberflächenanteil des mit Osteoblasten besetzten Osteoids bis zu 6% beträgt. Daraus folgt umgekehrt, daß eine im Normbereich liegende Aktivität der alkalischen Serumphosphatase keinen sicheren Rückschluß auf die knochenhistomorphometrischen Anbauparameter zuläßt. Dies ist nicht überraschend, wenn man bedenkt, daß beim gesunden Erwachsenen — im Gegensatz zu Kindern und Jugendlichen — nur der kleinste Teil der Gesamtaktivität auf das Knochenisoenzym zurückgeht (Hodgkinson u. Knowles, 1976). Unter diesen Gesichtspunkten ist auch die zurückhaltende Interpretation der alkalischen Serumphosphatase bei metabolischen Osteopathien von Bijvoet und van der Sluys Veer (1972) zu verstehen.

Ähnliche Überlegungen gelten auch für die Beziehung zur Kalziumakkretion des Skelets, die durch die Kalziumkinetik bestimmt wurde. Wie im vorliegenden Krankengut konnten auch Bordier u. Mitarb. (1974) sowie Haas u. Mitarb. (1974) lineare Korrelationen aufzeigen. Abbildung 3 verdeutlicht, daß im mittleren und unteren Normalbereich der alkalischen Phosphatase keine sichere Beziehung besteht.

Zusammenfassend läßt sich für die Aktivität der alkalischen Serumphosphatase bei primären Osteoporosen feststellen, daß ein Normalbefund keinen Rückschluß auf den Knochenumbau zuläßt, während eine Erhöhung der weiteren differentialdiagnostischen Klärung bedarf. Ergibt die allgemeine internistische Untersuchung keinen Hinweis auf eine Aktivitätssteigerung eines anderen als des Knochenisoenzyms, kommen eine Steigerung des Knochenanbaus oder ein Frakturheilungsprozeß als Erklärung in Frage. Letzterer kann gegebenenfalls anamnestisch und röntgenologisch verifiziert oder ausgeschlossen werden.

c) Renale Kalziumausscheidung

Die Kalziumausscheidung im 24-Stunden-Urin ist bei Gesunden großen individuellen und geographischen Schwankungen unterworfen (Robertson, 1976). Größere Untersuchungen wurden besonders in England vorgenommen (Bulusu u. Mitarb., 1970; Robertson, 1976). Hier liegt die normale Kalziumausscheidung bei Männern zwischen 50 und 500 mg/d, bei Frauen zwischen 50 und 400 mg/d. Die Mittelwerte sind mit 219 bzw. 186 mg/d angegeben. Im Vergleich mit diesen Daten liegt nur bei zwei Frauen mit primärer Osteoporose eine erhöhte Ausscheidung vor. Nordin u. Mitarb. (1972) bezeichnen allerdings als Grenzwert zur absoluten Hyperkalzurie bei Frauen 300 mg/d und bei Männern 400 mg/d. Danach besteht im vorliegenden Krankengut mit primärer Osteoporose nur bei 9 Frauen ($\triangleq$ 14,5%), jedoch bei keinem Mann eine Hyperkalzurie. Eine weitergehende Differenzierung in eine absorptive, resorptive oder absorptive und resorptive Form der Hyperkalzurie (Klöti u. Binswanger, 1975; Nordin, 1976b; Nordin u. Mitarb., 1972, 1976a; Pak u. Mitarb., 1975) wurde nicht durchgeführt. Da sich jedoch zwischen der renalen Kalziumausscheidung und den histomorphometrischen Parametern der Knochenresorption keine sichere Beziehung nachweisen läßt (Tabelle 12), ist anzunehmen, daß es sich bei den Fällen mit primärer Osteoporose mit hoher Kalziumexkretion im 24-Stunden-Urin um eine idiopathische Hyperkalzurie handelt. Der Begriff wurde von Albright u. Mitarb. (1953) eingeführt. Heute wird allgemein angenommen, daß hierbei eine gesteigerte intestinale Kalziumresorption vorliegt (Blacklock u. Macleod, 1974; Caniggia u. Mitarb., 1965; Hennemann u. Mitarb., 1958; Jackson, 1967; Libermann u. Mitarb., 1968; Wilkinson, 1976). Auch Nordin u. Mitarb. (1976a) führen die primäre Osteoporose in der Differentialdiagnose der durch erhöhte Knochenresorption bedingten Hyperkalzurie nicht auf. Nur bei Frauen mit primärer Osteoporose mit einem Kalzium/Kreatinin-Quotienten im 24-Stunden-Urin über 0,51 — oberhalb der einfachen Standardabweichung des Mittelwertes aller Frauen des Kollektivs — liegt der Osteoklastenindex signifikant höher. Bei diesen 4 Fällen besteht möglicherweise eine Kombination von hoher intestinaler Kalziumresorption und hoher Knochenresorption. Bei

Männern mit primärer Osteoporose ließ sich keine Beziehung zwischen dem Kalzium/Kreatinin-Quotienten im 24-Stunden-Urin und dem Osteoklastenindex aufzeigen. Wahrscheinlich überwiegt hier der Einfluß der täglichen oralen Kalziumzufuhr. Eine bessere Information bezüglich der Knochenresorption soll die Bestimmung des Kalzium/Kreatinin-Quotienten in einem Sammelurin von 2 Stunden ergeben, der morgens vom nüchternen Patienten gewonnen wird (Nordin u. Mitarb., 1972). Dieser Wert ist dann weitgehend unabhängig vom Kalziumgehalt der Nahrung. Die von Bulusu u. Mitarb. (1970) angegebenen Normalwerte aus Leeds sind 0,142 bei Männern und 0,166 bei Frauen. Vergleichende Untersuchungen mit histomorphometrischen Daten vom Knochen liegen jedoch bislang nicht vor.

Die bei der primären Osteoporose beobachtete Abnahme der Kalziumausscheidung im 24-Stunden-Urin im höheren Lebensalter (Tabelle 8) entspricht der bei Gesunden (Bulusu u. Mitarb., 1970; Davis u. Mitarb., 1970; Dequeker, 1972). Sie ist somit nicht spezifisch für die primäre Osteoporose bei Älteren, sondern findet ihre Erklärung in der Abnahme der intestinalen Kalziumresorption (Nordin, 1973a).

d) Hydroxyprolinausscheidung im Urin

Die Hydroxyprolinausscheidung im 24-Stunden-Urin wird bei normaler Nierenfunktion vom Kollagenumsatz bestimmt, der zu einem wesentlichen Anteil im Skeletsystem stattfindet. Der Geschlechtsunterschied — Männer mit primärer Osteoporose scheiden signifikant mehr Hydroxyprolin aus als Frauen — läßt sich durch die Konstitution erklären. Dequeker (1972) fand bei gesunden Frauen eine gute Korrelation zur Körperoberfläche. Im gleichen Kollektiv bestand auch eine Abnahme der Hydroxyprolinausscheidung vom 60. Lebensjahr an sowie eine signifikante lineare Korrelation zur renalen Kalziumexkretion im 24-Stunden-Urin. Dies entspricht den dargelegten Befunden bei primärer Osteoporose (Tabelle 8, S. 22; Abb. 4, S. 30).

Während Bordier u. Mitarb. (1973, 1974) bei 11 Fällen mit primärer Osteoporose zwischen dem 19. und 45. Lebensjahr eine lineare Beziehung zwischen der Hydroxyprolinausscheidung und dem prozentualen Oberflächenanteil der Resorptionslakunen mit Osteoklasten an der Beckenkammspongiosa zeigten, fanden Haas u. Mitarb. (1974, 1975) keine signifikante Korrelation zum Osteoklastenindex. Auch im vorliegenden Krankengut konnten keine Beziehungen zu den histomorphometrisch bestimmten Knochenumbauparametern ermittelt werden. Möglicherweise erbringt die Bestimmung des Hydroxyprolin/Kreatinin-Quotienten im Urin, ähnlich wie bei der renalen Kalziumausscheidung, eine bessere Information. Bei Frauen mit osteoporotischen Wirbelkörperfrakturen soll dieser Quotient gegenüber Gesunden signifikant erhöht sein (Nordin u. Mitarb., 1976b). Hier bleibt allerdings die Frage offen, ob dies Ausdruck einer allgemein erhöhten Knochenresorption oder des lokalen Frakturheilungsprozesses ist.

Zusammenfassend muß festgestellt werden, daß die Messung der Hydroxyprolinausscheidung im 24-Stunden-Urin bei der primären Osteoporose keine wesentliche Information bringt. Da jedoch nur einmal bei insgesamt 52 Fällen eine geringfügige Erhöhung vorlag, kommt der Bestimmung durchaus eine gewisse differentialdiagnostische Bedeutung zu. Allerdings werden die Osteopathien, die häufig eine erhöhte Hydroxyprolinexkretion aufweisen — z. B. die Osteodystrophia fibrosa generalisata, die Osteodystrophia deformans Paget oder verschiedene Formen der Osteomalazie —, in der Regel durch klinische, röntgenologische oder histologische Methoden von der primären Osteoporose abgegrenzt.

2. Radiologie

In der Diagnostik der Osteoporose werden am häufigsten radiologische Untersuchungsverfahren angewandt. Dabei wurden eine Vielzahl von Methoden zur direkten oder indirekten Bestimmung des Knochenmineralgehaltes bzw. der Knochenmasse entwickelt (Heuck, 1970; Horsman, 1976; Krokowski, 1966). Am gebräuchlichsten sind eine graduelle Differenzierung verschiedener Schweregrade bei subjektiver Betrachtung von Röntgenbildern (u. a. Boukhris u. Becker, 1973; Kruse u. Mitarb., 1976a; Singh u. Mitarb., 1970), Messungen von Knochendurchmesser und Kortikalisbreite an Hand von Röntgenaufnahmen des peripheren Skelets (u. a. Barnett u. Nordin, 1960; Horsman, 1976; Meema, 1963) sowie Mineralgehaltsbestimmungen an Extremitäten durch Strahlenabsorption (u. a. Breuel u. Mitarb., 1975; Cameron u. Sørenson, 1963; Goldsmith u. Mitarb., 1971; v. Roth u. Mitarb., 1974; Schneider u. Mitarb., 1976). In der vorliegenden Arbeit beschränkt sich die Diskussion auf die selbst durchgeführten Untersuchungen, die Bestimmung des Knochenmineralgehalts des Radius durch ^{125}J-Photonenabsorptionstechnik und die Ermittlung des Röntgen-Index nach den im methodischen Teil angegebenen Kriterien.

Es ist eine bekannte Tatsache, daß sich die primäre Osteoporose klinisch überwiegend an der Wirbelsäule manifestiert, solange keine Spontanfrakturen des peripheren Skelets auftreten. Dies wird darauf zurückgeführt, daß die primäre Osteoporose nur mit Veränderungen des endostalen Knochenumbaus einhergeht, im Gegensatz zu verschiedenen sekundären Formen, die auch den intrakortikalen und periostalen Knochenumbau betreffen (Dequeker, 1971, 1976; Frost, 1966). Größere Reihenuntersuchungen bei Personen ohne bekannte Skeleterkrankung haben gezeigt, daß allein aufgrund der subjektiven Beurteilung von Röntgenaufnahmen der Wirbelsäule häufig die Diagnose einer Osteoporose gestellt wird. Goldsmith u. Mitarb. (1973) fanden in 30,4% von 3442 Frauen und in 11,6% von 1913 Männern entsprechende Kriterien, Smith und Frame (1965) in 7,5% von 2063 Frauen sowie Boukhris und Becker (1973) in 19,3% von 589 Fällen. Die letztgenannten Autoren konnten im gleichen Kollektiv bei 7% Deckplatteneinbrüche oder Wirbelkörperfrakturen nachweisen. Diese Angaben machen deutlich, wie kritisch Daten von sogenannten

Normalkollektiven — das gilt auch für die Normwerte des Mineralgehalts des peripheren Skelets — beurteilt werden müssen, wenn nicht gleichzeitig Röntgenaufnahmen der Wirbelsäule vorliegen. Aus den genannten Gründen ist es daher von vornherein nicht zu erwarten, daß alle Fälle mit primärer Osteoporose auch einen gegenüber der Norm verminderten Mineralgehalt des Radius aufweisen. Im vorliegenden Krankengut war der Knochenmineralgehalt am distalen Drittelpunkt des Radius in 63% der Fälle erniedrigt, Frauen und Männer verhielten sich gleichartig (Tabelle 13). In einer früheren Arbeit mit einem kleineren Kollektiv von primären und sekundären Osteoporosen betrug dieser Anteil 65% (Kruse u. Mitarb., 1976a, b). Vergleichbare Publikationen berichten über ähnliche Ergebnisse. Shapiro u. Mitarb. (1975) fanden bei 24 Fällen mit primärer Osteoporose 15mal (68%) einen verminderten Mineralgehalt des Radius, Reutter u. Mitarb. (1976) bei 98 Fällen in 69% sowie Boillat u. Mitarb. (1976) bei 43 Fällen in 79%. Bei Reutter u. Mitarb. (1976) war im direkten Vergleich der Metacarpalindex nach Barnett und Nordin (1960) in 42% und ein entsprechender Claviculaindex in 69% pathologisch. Boillat u. Mitarb. (1976) stellten in ihrem Kollektiv nur in 7% einen verminderten Metacarpalindex fest, der Index nach Singh u. Mitarb. (1970) war nur in 26% pathologisch.

Die Mineralgehaltsmessung am distalen Zehntelpunkt des Radius, also im überwiegend spongiösen Bereich, ergibt nach den vorliegenden Ergebnissen keine bessere Information. Hier fand sich nur in 56% der Fälle ein verminderter Mineralgehalt. Wie bei der Messung am Drittelpunkt verhalten sich Frauen und Männer gleich (Tabelle 13). Das etwas schlechtere Resultat beruht wahrscheinlich in erster Linie auf der größeren Streuung der Normalwerte (Ringe u. Mitarb., in Vorbereitung) und auf der weniger guten Reproduzierbarkeit der Ergebnisse (Dequeker u. Mitarb., 1974). Da bei der primären Osteoporose außerdem eine hochsignifikante lineare Korrelation zwischen den Meßwerten des Drittel- und Zehntelpunktes besteht (Abb. 7), kann bei dieser Osteopathie ohne wesentlichen Informationsverlust auf die Mineralgehaltsbestimmung am distalen Zehntelpunkt des Radius verzichtet werden. Nur in zwei Fällen war der Wert bei normalem Meßergebnis am Drittelpunkt pathologisch.

Eine größere Zahl von Arbeiten hat durch vergleichende Studien zu ermitteln versucht, inwieweit Messungen an einzelnen Knochenbezirken für das Gesamtskelet repräsentativ sind. Es wurden jedoch oft Normalkollektive herangezogen, so daß fraglich bleibt, ob die ermittelten Beziehungen auch für klinisch manifeste Osteoporosen gelten. Gute Korrelationen fanden sich zwischen Kortikalisbreite der Handknochen und röntgenologischer gradueller Beurteilung der Wirbelsäule (Dequeker u. Mitarb., 1969, 1971; Meema, 1963; Saville, 1967; Smith u. Frame, 1965), zwischen dem Mineralgehalt von Humerus, Calcaneus und 2. Lendenwirbelkörper (Schneider u. Mitarb., 1976) sowie zwischen Radiusmineralgehalt und Kompressionskraft des 3. Lendenwirbelkörpers (Chalmers, 1973). Khairi u. Mitarb. (1976) fanden eine befriedigende Korrelation zwischen dem Index nach Singh u. Mitarb. (1970) und dem Radiusmineralgehalt. In einer prospektiven Studie von 106 Frauen zwischen dem 70.

und 95. Lebensjahr zeigte sich jedoch, daß das Auftreten von Spontanfrakturen im negativen Verhältnis zum Mineralgehalt aber nicht zum Singh-Index stand. In Übereinstimmung hiermit stehen die Befunde von Dennert und Münzenberg (1975), die der Auffassung sind, daß der Singh-Index zwar gut die physiologische Altersatrophie des Skelets, aber nicht einen pathologischen Verlust an Knochenmasse im Sinne einer Osteoporose reflektiert. Vergleichbare Messungen des Knochenmineralgehalts an Finger, Radius, Ferse und Ellenbogen bei 52 Frauen mit primärer Osteoporose zeigten, daß die Ergebnisse am Radius die beste Trennung gegenüber einem entsprechenden Kontrollkollektiv ergeben und mit dem Röntgenbefund der Wirbelsäule weitgehend parallel laufen (Goldsmith u. Mitarb., 1971).

Die sehr aufwendige Bestimmung des Gesamtkörperkalziums mittels Neutronenaktivierungsanalyse, die nach theoretischen Vorstellungen für die Objektivierung einer Osteoporose gut geeignet ist, wird bislang nur in wenigen Zentren durchgeführt. Übereinstimmend werden jedoch signifikante Korrelationen zwischen dem Gesamtkörperkalzium und dem densitometrisch bestimmten Mineralgehalt des Radius sowohl bei Gesunden als auch bei Fällen mit Osteoporose beschrieben (Chesnut u. Mitarb., 1976; Cohn u. Mitarb., 1976; Manzke u. Mitarb., 1975; Zanzi u. Mitarb., 1976).

Nach den Ergebnissen der vorliegenden Arbeit läßt ein normaler oder verminderter Knochenmineralgehalt des Radius bei der primären Osteoporose keinen Rückschluß auf die volumetrische Dichte der Beckenkammspongiosa zu (Tabelle 15). Eine Korrelation zwischen den röntgenologischen Indizes nach Barnett und Nordin (1960) und der volumetrischen Spongiosadichte besteht ebenfalls nicht (Kuhlencordt u. Mitarb., 1967). Demgegenüber fanden sich Beziehungen zwischen fettfreiem Trockengewicht der Beckenkammspongiosa und dem Metacarpalindex (Saville, 1965) sowie zwischen Aschegewicht der Beckenkammspongiosa und dem Mineralgehalt der Ulna (Chalmers u. Weaver, 1966).

Eine interessante Information liefert der gruppenweise Vergleich von Röntgenindex und Beckenkammspongiosa (Tabelle 16). Danach liegt die Frakturgrenze der Wirbelkörper bei einer volumetrischen Spongiosadichte des Beckenkamms von 11,5% ± 3,1%. Frauen und Männer haben mit 11,4% bzw. 11,6% praktisch identische Werte, allerdings findet sich nur bei den Männern ein signifikanter Unterschied zum Röntgenindex 1. Zu ganz ähnlichen Ergebnissen kamen Meunier u. Mitarb. (1976), die bei 89 Fällen mit primärer Osteoporose eine Wirbelkörperfrakturgrenze von 10,9% ± 2,8% volumetrischer Spongiosadichte des Beckenkamms ermittelten. Im Vergleich mit dem Röntgenbefund der Wirbelsäule beurteilte Wagner (1965) Werte unter 16% als sicher pathologisch, ohne daß Fälle mit Deckplatteneinbrüchen oder Wirbelkörperfrakturen gesondert analysiert wurden. Aufgrund der heute vorliegenden Normalwerte verschiedener Arbeitsgruppen, die im methodischen Teil zitiert sind, ist diese Grenze sicher zu hoch angesetzt und gilt etwa nur bis zum 40. bis 50. Lebensjahr. Im eigenen Krankengut war die volumetrische Spondiosadichte mit 68,5%

der Fälle etwas häufiger pathologisch als der Knochenmineralgehalt des Radius (Tabelle 17, S. 36).

Zusammenfassend läßt sich feststellen, daß der Röntgenbefund der Wirbelsäule, der Knochenmineralgehalt des Radius oder die volumetrische Dichte der Beckenkammspongiosa allein keine befriedigende Beurteilung des Schweregrades der primären Osteoporose zuläßt, sondern daß nur die Kombination der Methoden sinnvoll erscheint. Trotz der vielfältigen, im einzelnen beschriebenen Korrelationen zwischen Knochenmineralgehalt, Spongiosadichte, Kortikalisbreite und Röntgenbefund verschiedener Skeletabschnitte, sind bei der primären Osteoporose mit den angewandten Methoden keine signifikanten linearen Beziehungen nachweisbar. Wie in den Tabellen 15 und 16 dargestellt, besteht jedoch eine gewisse Parallelität zwischen dem Röntgenbefund der Wirbelsäule und der volumetrischen Dichte der Beckenkammspongiosa unabhängig vom Mineralgehalt des Radius. Dies kann zum einen methodische Gründe haben, die auch die großen Streuungen der Normalwerte bei Gesunden einschließen. Zum anderen ist es denkbar, daß die primären Osteoporosen zwei verschiedene Formen der Manifestation aufweisen, eine, die überwiegend oder ausschließlich das Stammskelet betrifft, und eine andere, bei der gleichzeitig alle Skeletabschnitte betroffen sind. Wie Nordin u. Mitarb. (1966) gezeigt haben, ist bei Gesunden mit physiologischer Altersatrophie die Differenz zwischen Stamm- und Extremitätenskelet eine Folge des Schweregrades bzw. des Alters. Bei 89 Frauen nach der Menopause konnten sie zeigen, daß eine signifikante Abnahme der Kortikalisbreite der Metacarpalia erst rund 5 Jahre später als die Erhöhung der röntgenologischen Strahlentransparenz der Wirbelsäule beginnt, die Abnahme der Kortikalisbreite des Femur etwa 10 Jahre danach. Ein ähnlicher Effekt scheint bei der primären Osteoporose nicht vorzuliegen, da sonst beim Vergleich von Röntgenindex und Spongiosadichte mit dem Mineralgehalt des Radius (Tabelle 15) signifikante Differenzen zu erwarten wären.

3. Kalziumkinetik

Da die Kinetikuntersuchungen mit ^{47}Kalzium nicht selbst durchgeführt wurden, soll die Methode hier nicht Gegenstand der Diskussion sein.

Frühere Untersuchungen bei primären Osteoporosen haben wie im vorliegenden Krankengut durchschnittlich praktisch keine signifikanten Normabweichungen ergeben (Bronner u. Mitarb., 1963; Dymling, 1966; Fourman u. Royer, 1968; Nordin u. Mitarb., 1964; Schneider u. Montz, 1971), obwohl in Einzelfällen durchaus eindeutig pathologische Befunde beobachtet werden. Charakteristisch veränderte Parameter, wie bei verschiedenen sekundären Formen der Osteoporose (Dymling, 1966; Schneider u. Montz, 1971) oder beim Hyperparathyreoidismus (Hehrmann u. Mitarb., 1974), sind bei der primären Osteoporose nicht bekannt.

Auf die Beziehungen zwischen der intestinalen Kalziumresorption und der renalen Kalziumausscheidung ist vielfach hingewiesen worden (Avioli u. Mit-

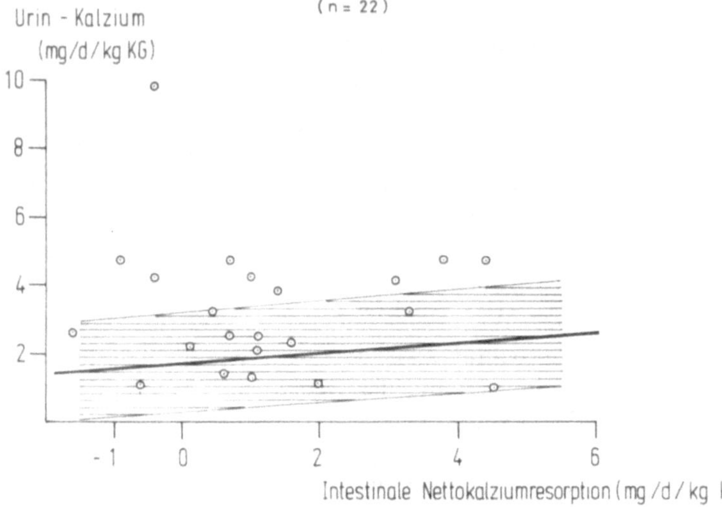

Abb. 14. Beziehung zwischen der intestinalen Nettokalziumresorption (in mg/d/kg KG) und der renalen Kalziumausscheidung (in mg/d/kg KG) bei primärer Osteoporose. Eingezeichnet ist die von Nordin (1976b) angegebene Regressionsgerade und der Normbereich

arb., 1965; Blacklock u. Macleod, 1974; Bullamore u. Mitarb., 1970; Lender u. Mitarb., 1977; Nordin, 1976b; Wilkinson, 1976). Wie bereits bei den biochemischen Befunden diskutiert, steigt generell bei Gesunden die renale Kalziumausscheidung mit der intestinalen Resorption an. Dies gilt insbesondere für erhöhte Werte, wie z. B. bei der idiopathischen Hyperkalzurie. Abbildung 13 veranschaulicht diese Verhältnisse. Hier wird auch deutlich, daß innerhalb der Normalbereiche keine oder nur eine schlechte Korrelation besteht. Nordin (1976b) stellte nach Literaturangaben das Verhältnis von Urinkalzium zur Nettokalziumresorption bei Gesunden graphisch dar. Beide Größen wurden in mg/d/kg KG angegeben. Die Nettokalziumresorption errechnete sich aus der Differenz von oraler Zufuhr und fäkaler Ausscheidung. An Hand der Kinetikdaten ließen sich auch bei diesem Krankengut die genannten Größen errechnen. Dabei ist zu bedenken, daß bei der hier angewandten Methode die fäkale Kalziumausscheidung errechnet und nicht direkt gemessen wurde und somit möglicherweise weniger genau ist, als es bei guter Bilanztechnik möglich ist (Lentner u. Mitarb., 1975). In Abbildung 14 ist die Beziehung graphisch dargestellt, wobei die von Nordin (1976b) angegebene Regressionsgerade und der Normalbereich eingezeichnet sind. Es fällt auf, daß das Urinkalzium im Verhältnis zur intestinalen Nettokalziumresorption relativ hoch liegt. Dazu paßt der Befund, daß die endogene fäkale Kalziumausscheidung mit durchschnittlich 2,5 mg/d/kg KG bei diesen Fällen an der oberen Normgrenze liegt.

56

Wie bei den Ergebnissen dargestellt, lassen sich keine signifikanten Korrelationen zwischen den Parametern der Kalziumkinetik und den histomorphometrisch bestimmten Knochenumbaugrößen nachweisen. Es finden sich jedoch Beziehungen zwischen der Kalziumakkretion und der Knochenneubildung, die auch von Haas u. Mitarb. (1974, 1975) und Bordier u. Mitarb. (1974) bestätigt werden. Die von Haas u. Mitarb. (1975) angegebene hochsignifikante Korrelation zwischen Kalziumakkretion und prozentualem Oberflächenanteil der Osteoidsäume an der Beckenkammspongiosa dürfte wesentlich darauf beruhen, daß Natriumfluorid-behandelte Osteoporosen mit deutlich gesteigerter Knochenneubildung im Kollektiv enthalten sind. Im vorliegenden Krankengut war dieser Korrelationskoeffizient mit r = 0,37 nicht signifikant. Die in den Abbildungen 2 und 3 dargestellten Verhältnisse zwischen der Aktivität der alkalischen Serumphosphatase und dem Osteoidvolumen bzw. der Kalziumakkretion untermauern die Beziehungen zwischen den biochemischen, histologischen und kalziumkinetischen Parametern der Knochenneubildung.

Zusammenfassend läßt sich feststellen, daß die Kalziumkinetik bei der unbehandelten primären Osteoporose durchschnittlich normale Befunde ergibt. Dies ist bei gleichzeitiger Betrachtung der histomorphometrisch bestimmten Knochenumbauparameter nicht überraschend, da auch sie im Mittel keine charakteristischen Normabweichungen zeigen. Hochpathologische Kinetikdaten sollten Anlaß sein, die Differentialdiagnose gegenüber einer sekundären Osteoporose oder einer andersartigen Osteopathie bzw. Kalziumstoffwechselstörung zu überprüfen. Die endogene fäkale Kalziumausscheidung liegt an der oberen Normgrenze und zeigt bei Frauen mit primärer Osteoporose einen Anstieg mit dem Alter. Die Folge ist eine im Verhältnis zur Kalzurie relativ niedrige intestinale Nettokalziumresorption. Die Kalziumakkretion steht in Beziehung zur Aktivität der alkalischen Serumphosphatase und den histologischen Parametern der Knochenneubildung. Dabei ist zu bedenken, daß die Werte bei den primären Osteoporosen überwiegend im Normbereich liegen und die Irrtumswahrscheinlichkeiten der Korrelationen im pathologischen Bereich offenbar kleiner werden.

B. Struktur und Umbau der Beckenkammspongiosa bei primärer Osteoporose

Durch die Knochenbiopsie vom Beckenkamm wird überwiegend Spongiosa gewonnen. Die Ausprägung der Kompakta ist an dieser Stelle sehr variabel und steht in keinem Verhältnis zur volumetrischen Dichte der Spongiosa (Kruse, 1968), so daß sie bei quantitativen Analysen der Knochenstruktur von Beckenkammbiopsien in der Regel nicht berücksichtigt wird. Grundsätzlich eignen sich jedoch auch Biopsien anderer Knochen, die Kompakta und Spongiosa beinhalten, zur histomorphometrischen Diagnostik der Osteoporose, wie beispielsweise Rippenbiopsien (Epker u. Frost, 1964; Epker u. Mitarb., 1965;

Sedlin, 1964), von denen auch Daten über den Knochenumbau vorliegen (Barer u. Jowsey, 1967; Olah u. Schenk, 1969; Wegmann, 1973). Bei Gesunden geht der altersabhängige Anbau in der Rippenkortikalis der Beckenkammspongiosa parallel, allerdings sind in der Rippe Geschlechtsunterschiede zu beobachten (Wegmann, 1973).

Zum Vergleich der Befunde bei primärer Osteoporose mit Gesunden wurden die von Delling (1974, 1975) angegebenen Werte herangezogen. Durch die gleiche Methodik und durch die wahrscheinlich sehr geringen konstitutionellen oder rassischen Unterschiede dieses Normalkollektivs gegenüber dem vorliegenden Krankengut erscheinen diese Daten besonders geeignet. Außerdem sind auf diese Weise Vergleiche zwischen der primären Osteoporose und den von Delling (1975) detailliert histomorphometrisch analysierten endokrinen Osteopathien möglich. Die Diskussion seiner Normalwerte mit denen anderer Autoren — die entsprechenden Literaturangaben finden sich im methodischen Teil — wurde von ihm selbst ausführlich dargelegt (Delling, 1975), so daß an dieser Stelle auf eine Wiederholung verzichtet werden kann.

1. Knochenstruktur

Die Volumendichte der Beckenkammspongiosa liegt in 68,5% der Fälle im pathologischen Bereich (Tabelle 17) und zeigt damit eine geringfügig bessere Trennung der primären Osteoporose von Gesunden als der Mineralgehalt des Radius. Die Beziehungen zu den radiologischen Befunden wurden schon im vorhergehenden Abschnitt diskutiert. Hier sei nur noch ergänzt, daß bei Gesunden auch eine gute Korrelation zwischen den Spongiosadichten vom Beckenkamm und 3. Lendenwirbelkörper besteht (Courpron, 1972) und daß auch Untersuchungen über die Verhältnisse zu anderen Skeletabschnitten vorliegen (Lloyd u. Hodges, 1971). Bei den Männern ist die volumetrische Spongiosadichte mit 72% gegenüber 66% bei den Frauen häufiger erniedrigt, was jedoch nicht bedeutet, daß sie bei den Männern im Durchschnitt tiefer liegt. Meunier u. Mitarb. (1973) fanden bei Frauen mit primärer Osteoporose zwischen dem 60. und 70. Lebensjahr keine signifikante Trennung der Volumendichte von Gesunden gleichen Alters. Im selben Krankengut unterschieden sich Männer und Frauen nicht signifikant, die vorliegende Untersuchung ergab dagegen eine mittlere Differenz in der volumetrischen Dichte von 1,2% zugunsten der Männer. Die schwach negative Korrelation zum Alter erklärt sich aus der Altersabhängigkeit der Normalwerte und aus der Tatsache, daß sich die Mehrzahl der Fälle jenseits des 45. Lebensjahres befindet und damit gleichzeitig in der Phase des physiologischen Knochenverlustes. Bei Betrachtung der Abbildung 8 wird deutlich, daß im höheren Lebensalter keineswegs generell die schwerergradigen Osteoporosen vorkommen, sondern daß die volumetrischen Dichten der Beckenkammspongiosa mit steigendem Lebensalter häufiger im Normalbereich liegen. Bei der Aufgliederung des Krakengutes in drei Altersgruppen entsprechend Tabelle 8 wird diese Tatsache deutlich. Von den 21

Fällen bis zum 40. Lebensjahr einschließlich zeigen 16 — entsprechend 76% — eine pathologisch erniedrigte Volumendichte, zwischen dem 40. und 65. Lebensjahr sind es 47 von 67 Fällen — entsprechend 70% — und vom 65. Lebensjahr an aufwärts nur noch 11 von 20 — entsprechend 56%. Die vergleichbaren Werte für den Knochenmineralgehalt des Radius, gemessen am distalen Drittelpunkt (Abb. 5 u. 6), betragen 56%, 72% und 50%. Für die klinische Diagnostik der primären Osteoporose ist daraus zu folgern, daß die Bestimmung der volumetrischen Spongiosadichte in der Altersgruppe bis zum 40. Lebensjahr der Mineralgehaltsmessung deutlich überlegen ist.

Die spezifische Spongiosaoberfläche war in 25,9% der Fälle vergrößert und in 13% verkleinert (Tabelle 17). Bei gleicher Volumendichte der Spongiosa entspricht eine hohe spezifische Oberfläche einer feinmaschigen Trabekelstruktur mit relativ dünnen Bälkchen, während eine niedrige spezifische Oberfläche eine gröbere Trabekelstruktur anzeigt (Kruse, 1968; Kuhlencordt u. Kruse, 1971). Bei Gesunden bleibt die spezifische Trabekeloberfläche über alle Altersstufen etwa konstant (Delling, 1975; Merz u. Schenk, 1970a). Merz und Schenk (1970a) beobachteten dabei vom 50. Lebensjahr an eine größere Streuung der Werte und vermuteten, daß sich in der Phase des physiologischen Knochenverlustes mit steigendem Lebensalter zwei Gruppen herausbilden: eine Gruppe, die praktisch eine reine Bälkchenatrophie entwickelt, während die andere durch Verlust einzelner Spongiosazüge und Verstärkung der verbleibenden Trabekel der drohenden mechanischen Insuffizienz entgegenwirkt. Dieses Phänomen wurde von Uehlinger (1958) als sogenannte hypertrophische Atrophie beschrieben. Schenk und Merz (1969) untersuchten 26 Fälle mit klinisch manifester primärer Osteoporose, die alle über 65 Jahre alt waren. Sie fanden gegenüber einem altersentsprechenden Vergleichskollektiv eine signifikant vergrößerte spezifische Trabekeloberfläche, die sie als Folge einer verminderten Knochenneubildung bei normaler Knochenresorption deuteten und als spezifische Veränderung der sogenannten senilen Osteoporose auffaßten. Wakamatsu und Sissons (1969) fanden in einem Normalkollektiv zwischen 20 und 90 Jahren bei dünneren Knochenbälkchen höhere Knochenumbauparameter als bei dickeren. Im vorliegenden Krankengut ließ sich keine Altersabhängigkeit der spezifischen Oberfläche und keine Abhängigkeit von den Parametern der Knochenneubildung und -resorption nachweisen.

Auch bei Aufteilung in drei Altersgruppen läßt sich zeigen, daß die mittlere spezifische Trabekeloberfläche und die Standardabweichung praktisch konstant bleibt (Tabelle 8). Eine über die Norm vergrößerte Oberfläche — 25,9% aller Fälle mit primärer Osteoporose — kommt bis zum 40. Lebensjahr in 29%, zwischen dem 40. und 65. Lebensjahr in 25% und jenseits des 65. Lebensjahres ebenfalls in 25% der Fälle vor. Sie ist also nicht charakteristisch für die sogenannte senile Osteoporose wie Schenk und Merz (1969) annahmen und kommt unabhängig vom Knochenumbau vor. Auch Keymling (1973) konnte bei 30 Fällen mit primärer und sekundärer Osteoporose keine Beziehung zwischen spezifischer Oberfläche und den mikroradiographisch bestimmten

Formations- und Resorptionsraten nachweisen. Aufgrund der vorgelegten Befunde lassen sich Veränderungen der spezifischen Trabekeloberfläche bei primärer Osteoporose als Normabweichungen oder als Folge eines sehr viel früher stattgehabten, zum Zeitpunkt der Untersuchung nicht mehr nachweisbaren veränderten Knochenumbaus auffassen.

2. Knochenumbau

Die Literaturangaben über den Knochenumbau bei primärer Osteoporose sind unterschiedlich und variieren mit der Bestimmungsmethode und dem Alter des untersuchten Krankengutes. Während Albright u. Mitarb. (1941) sowie Cooke (1955) als Ursache einer Osteoporose nach der Menopause eine verminderte Knochenneubildung durch Hypoplasie der Osteoblasten vermuteten, wurde später meist eine erhöhte Knochenresorption bei der primären Osteoporose angenommen (Frost, 1963; Schenk, 1968). Mikroradiographische Untersuchungen scheinen dies zu bestätigen (Jowsey u. Mitarb., 1965; Riggs u. Mitarb., 1973, 1976). Bei der Interpretation der Befunde ist jedoch zu bedenken, daß die mikroradiographisch bestimmte sogenannte Resorptionsrate nicht der aktuellen Knochenresorption, sondern am ehesten dem prozentualen Oberflächenanteil der Gesamtresorptionslakunen entspricht. Eine erhöhte Resorptionsrate kann daher auch Folge einer verminderten Knochenneubildung bei normaler aktueller Knochenresorption sein. In gleicher Weise sind auch die Ergebnisse von Bordier u. Mitarb. (1964) zu verstehen, die bei 10 Fällen mit primärer Osteoporose eine erhöhte Knochenresorption fanden, die sich auf alle Resorptionslakunen mit oder ohne Osteoklasten bezog. Die gleiche Arbeitsgruppe fand bei späteren Untersuchungen nur in einem geringen Prozentsatz eine verstärkte aktuelle Resorption (Bordier u. Mitarb., 1974; Bordier u. Tun Chot, 1972). Diese wurde überwiegend bei jüngeren Männern mit primärer Osteoporose beobachtet und als aktive Osteoporose von einer inaktiven der höheren Altersstufen abgegrenzt (Bordier u. Tun Chot, 1972). Normale Parameter der Knochenresorption wurden von Meunier u. Mitarb. (1973, 1976) sowie von Schenk und Merz (1969) beschrieben. Letztere fanden gleichzeitig eine verminderte Knochenneubildung bei der sogenannten senilen Osteoporose. Auch Bordier u. Mitarb. (1974) sowie Villanueva u. Mitarb. (1966) ermittelten subnormale Anbauparameter in ihren Kollektiven von 11 bzw. 21 Fällen mit Osteoporose.

Im vorliegenden Krankengut liegen die Parameter des aktuellen Knochenumbaus durchschnittlich im unteren Normbereich (Abb. 9 und 10). Die verhältnismäßig großen Standardabweichungen zeigen jedoch, daß in Einzelfällen größere Normabweichungen vorkommen. Die prozentualen Oberflächenanteile des mit Osteoblasten besetzten Osteoids und der Resorptionslakunen mit Osteoklasten sind bei Männern mit primärer Osteoporose signifikant größer als bei Frauen (Tabelle 6). Einen durchschnittlich geringeren Knochenumbau weist die Altersgruppe zwischen dem 40. und 65. Lebensjahr gegenüber der jüngeren und älteren Gruppe auf (Tabelle 8, S. 22).

Zur Interpretation der knochenhistomorphometrischen Parameter bezüglich Entwicklung oder Verlauf der primären Osteoporose ist es sinnvoll, Knochenanbau und -abbau zueinander in Beziehung zu setzen. Dabei sind jeweils 5 Möglichkeiten denkbar, in denen die Knochenresorption die -neubildung übertrifft (Frost, 1963; Kuhlencordt, 1966, 1976) oder umgekehrt. Da die reinen Zahlenwerte der Normaldaten von Knochenanbau und -abbau nicht gleich und altersabhängig sind, genügt keine einfache Differenzbildung. Daher wurden die Befunde jedes Einzelfalles mit den von Delling (1974, 1975) angegebenen Werten verglichen und in Tabelle 18 summarisch dargestellt. Die Mittelwerte der drei Gruppen mit sogenannter negativer, ausgeglichener und positiver Bilanz finden sich in Tabelle 19. Im folgenden Abschnitt wird die Interpretation dieser Befunde vertieft.

C. Möglichkeiten von Pathogenese und Verlauf der primären Osteoporose

Die Entwicklung einer der Definition entsprechenden Osteoporose ist nur denkbar, wenn über einen bestimmten Zeitraum ein Ungleichgewicht des altersabhängigen physiologischen Verhältnisses von Knochenneubildung und Knochenresorption herrscht. Hier bestehen grundsätzlich fünf Möglichkeiten (Frost, 1963; Kuhlencordt, 1966, 1976), die auch in Tabelle 18 aufgeführt sind:

1. Erhöhte Knochenneubildung bei noch stärker erhöhter Knochenresorption.

2. Verstärkte Knochenresorption bei physiologischer Knochenneubildung.

3. Verminderte Knochenneubildung bei physiologischer Knochenresorption.

4. Verminderte Knochenneubildung bei gleichzeitiger erhöhter Knochenresorption.

5. Stark verminderte Knochenneubildung bei nur gering verminderter Knochenresorption.

Newton-John und Morgan (1970) kamen aufgrund eigener Untersuchungen und der bis dahin vorliegenden Literatur zu dem Ergebnis, daß es möglich sei, die klinisch manifeste primäre Osteoporose im höheren Lebensalter — also in der Phase des physiologischen Knochenverlustes — als Minusvariante der Norm aufzufassen. Ihrer Meinung nach handelt es sich hier um Fälle, die in jüngeren Jahren weniger Knochenmasse entwickelt haben und daher mit Beginn der sogenannten Altersatrophie des Skelets von einem niedrigeren Niveau ausgehen. Diese Vorstellung scheint auf den ersten Blick den eben beschriebenen Möglichkeiten einer Osteoporose-Entwicklung zu widersprechen. Sie ist jedoch zwanglos mit ihnen zu vereinbaren, wenn man die Phase des Ungleichgewichts zwischen Knochenneubildung und Knochenresorption in die Zeit bis zum Erreichen des Maximums an Skeletmasse, also bis etwa zum 40. Lebensjahr legt. Dennoch sprechen mehrere Gründe gegen die Hypothese von Newton-John und Morgan (1970). Erstens gibt diese keine Erklärung für die klinisch manifeste Osteoporose im 3. und 4. Lebensjahrzehnt; zweitens müßten alle Osteoporosen in der zweiten Lebenshälfte physiologische Knochenumbauparameter aufweisen, was durch die hier vorgelegten Befunde widerlegt wird; drittens müßte der physiologische Verlust an Knochenmasse pro Zeiteinheit stets gleich und damit linear sein, eine Voraussetzung, die von den Autoren selbst betont wurde. Neuere Arbeiten belegen jedoch, daß die Verminderung der Knochenmasse nicht linear verläuft (Ringe u. Mitarb., 1977; Smith u. Mitarb., 1975, 1976b) und daß bei Längsschnittuntersuchungen Fälle mit geringerem Mineralgehalt weniger Substanz verlieren als die, die von einem höheren Niveau ausgehen (Heer u. Mitarb., 1976; Smith u. Mitarb., 1976a).

Die Interpretation der knochenhistologischen Befunde erfordert zuvor noch die Diskussion von zwei Fragen:

Erstens: Ist generell zu erwarten, daß zum Zeitpunkt der Diagnose bzw. der Untersuchung eines Falles mit primärer Osteoporose das beschriebene Ungleichgewicht von Knochenneubildung und Knochenresorption besteht?

Zweitens: Ist die angewandte histomorphometrische Methode geeignet, diesen Prozeß zu erfassen, d. h., ist es zulässig, aus den so gewonnenen Daten Rückschlüsse auf die Skeletbilanz zu ziehen?

Die erste Frage ist sicherlich erheblich einfacher zu beantworten. Es gibt weder einen plausiblen Grund noch publizierte Befunde, die zu der Annahme zwingen, daß ein einmal zu irgendeinem Zeitpunkt begonnenes Mißverhältnis von Knochenanbau zu -abbau ständig fortbestehen muß. Für eine sekundäre Osteoporose ist es selbstverständlich, daß die pathologisch negative Skeletbilanz mindestens solange aufrechterhalten bleibt, wie die Grunderkrankung besteht. Diese Überlegungen führten schon früher zu der Vorstellung, daß ein schubweiser Verlauf der Osteoporose möglich sei (Krokowski, 1974; Kuhlencordt, 1976; Kuhlencordt u. Mitarb., 1970; Saville, 1973). Daher muß sich eine Osteoporose zum Zeitpunkt der Diagnose bzw. Untersuchung nicht notwendigerweise in einer negativen Bilanz befinden. Diese Phase kann sehr viel früher durchlaufen worden sein. Das erklärt, warum sich in der Literatur unabhängig von der angewandten Untersuchungsmethode oft scheinbar so widersprüchliche Aussagen finden. Die klinische Manifestation der Osteoporose erfolgt in diesen Fällen dann durch den weiteren Knochenverlust im Rahmen der physiologischen Altersatrophie. Diese Vorstellungen lassen sich aufgrund der Befunde des Krankengutes dieser Arbeit zahlenmäßig belegen und weiter vertiefen, sofern die eingangs gestellte zweite Frage positiv beantwortet werden kann.

Die Ergebnisse der histomorphometrischen Analyse des Knochens lassen dann Rückschlüsse auf die Skeletbilanz zu, wenn die Aktivität bzw. Produktivität der einzelnen Osteoklasten und Osteoblasten bei der primären Osteoporose nicht von der Norm abweicht. In diesem Fall würde die Oberflächenausdehnung der Zellen auf dem Endost der Spongiosa im Vergleich zur altersentsprechenden Norm eine Interpretation im Sinne einer positiven, ausgeglichenen oder negativen Knochenbilanz zulassen. Harris und Heaney (1969) diskutierten diese Frage in ähnlicher Weise und ließen die Antwort offen. Da es bislang keine Methode gibt, neugebildete oder resorbierte Knochenvolumina pro Zeiteinheit in der Spongiosa histologisch zu messen, muß die Beantwortung indirekt erfolgen.

Die verschiedenen Parameter histomorphometrischer Daten gesunder Kontrollkollektive lassen sich in ihren Wechselbeziehungen zwanglos interpretieren unter der Annahme gleichbleibender Zellaktivität: z. B. die Abnahme der volumetrischen Spongiosadichte und die Zunahme der Resorptionslakunen durch die Verminderung der Osteoblasten bei etwa gleicher Osteoklastenzahl. In entsprechender Weise lassen sich sekundäre Osteoporosen erklären, wie bei der Hyper- und Hypothyreose oder beim Morbus Cushing. Auch hier entsprechen die Verhältnisse der Knochenumbauparameter der zu erwartenden negativen Bilanz im Sinne einer Osteoporose (Delling, 1975). Die durchschnittlich normal breiten Osteoidsäume bei primärer Osteoporose lassen ebenfalls eine normale Produktivität der Osteoblasten vermuten. Außerdem zeigen Osteoblasten und Osteoklasten lichtmikroskopisch bei der primären Osteoporose keine typischen morphologischen Abweichungen gegenüber Gesunden. Darüber hinaus sind bei der primären Osteoporose keine blutchemischen pathologischen Befunde bekannt, die geeignet wären, die individuelle Aktivität der Knochenzellen zu beeinflussen, wie dies etwa bei der Niereninsuffizienz durch die Urämie oder die Acidose denkbar ist. Die Rolle des Parathormons in der Ätiologie oder Pathogenese der primären Osteoporose ist bislang nicht hinreichend geklärt (Fischer u. Mitarb., 1975; Parfitt, 1976a, b; Parsons, 1976). Die histomorphometrischen Befunde sprechen jedoch eindeutig gegen einen entscheidenden Einfluß der Nebenschilddrüsen. Dieser Punkt wird noch einmal aufgegriffen.

Wie vereinbart sich die Annahme einer normalen Produktivität der knochenanbauenden und -abbauenden Zellen bei primärer Osteoporose mit den heutigen Vorstellungen vom physiologischen Knochenumbau und vom pathologischen Umbau bei metabolischen Osteopathien? Frost (1966) entwickelte das Konzept, daß der innere Knochenumbau in drei Phasen abläuft, die zeitlich und räumlich gekoppelt sind: 1. Aktivierung der mesenchymalen Zellelemente und Differenzierung der knochenumbauenden Zellen, 2. Knochenresorption durch Osteoklasten und 3. Knochenneubildung durch Osteoblasten. Dann folgt eine Ruhephase bis zur erneuten Zellaktivierung. Nach seinen Vorstellungen ist die Entwicklung einer Osteoporose auf drei Wegen denkbar (Frost, 1964): 1. Durch Änderung der Zahl der durch die Aktivierung entstehenden Umbauplätze, 2. durch Änderung der Zeitdauer der Knochenumbauperioden — von Frost als die Größe Sigma bezeichnet, die die Zeit vom Beginn der Zellaktivierung bis zum Abschluß der Knochenneubildung einer „basic multicellular unit of cellular activity" definiert (Frost, 1976) —, und 3. durch Änderung der Ruhephase zwischen abgeschlossener Formation und erneuter Aktivierung. Wie Frost (1966) selbst betont, ist auf der Basis dieser Konzeption eine Änderung der Resorptions- und Formationsraten bei Gesunden und bei Osteopathien meist nicht durch eine geänderte Produktivität der einzelnen Zelle bedingt. So geht eine Steigerung der Knochenresorption gewöhnlich auch mit einer vermehrten Zahl an Osteoklasten einher.

In der Zwischenzeit wurden die von Frost entworfenen Vorstellungen weiterentwickelt, insbesondere von Rasmussen und Bordier (1973, 1974). Der zeitlichen und räumlichen Abfolge von Zellaktivierung — Knochenresorption — Knochenneubildung wurde die Hypothese einer direkten Sequenz der einzelnen Zellen hinzugefügt. Die bestehenden Ansichten über die Differenzierung von Osteoblasten, Osteoklasten, Osteocyten wurden von Aaron (1976) auf der Basis der Arbeiten von Heller u. Mitarb. (1950), Urist u. Mitarb. (1969) sowie Vaughan (1970) zusammengefaßt. Danach entstehen aus pluripotenten Mesenchymzellen unipotente Praeosteoblasten und -klasten, aus diesen jeweils Osteoblasten und Osteoklasten, aus den Osteoblasten die Osteocyten. Nach Rasmussen und Bordier (1974) entstehen die Osteoblasten direkt aus den Osteoklasten, und zwar in einer Zahl, die der Zahl der Zellkerne der Osteoklasten entspricht. Außerdem sollen Übergänge von Osteocyten in Osteoklasten möglich sein. Auf der Grundlage dieser von Rasmussen und Bordier (1974) ausführlich diskutierten Hypothese wurden von den Autoren die pathogenetischen Mechanismen der verschiedenen metabolischen Osteopathien untersucht. Die primäre Osteoporose soll dabei durch eine Verzögerung oder Inhibierung der Umwandlung von Osteoklasten in Osteoblasten entstehen. Bei der sogenannten postmenopausischen Osteoporose, die nicht immer klar von der physiologischen Abnahme der Knochenmasse mit steigendem Lebensalter abgegrenzt wird, käme als zusätzlicher, evtl. wesentlicherer Faktor die Entstehung von Osteoklasten mit weniger Zellkernen in Frage. Bei dennoch gleicher Produktivität des einzelnen Osteoklasten würden bei der Umwandlung weniger Osteoblasten und damit ein verminderter Knochenanbau resultieren.

Aufgrund dieser Ausführungen kann die eingangs gestellte Frage, ob sich die Annahme einer normalen Produktivität der einzelnen knochenanbauenden und -abbauenden Zellen bei primärer Osteoporose mit den heutigen Vorstellungen vom physiologischen Knochenumbau und vom Umbau bei metabolischen Osteopathien vereinbart, ohne weiteres mit einem Ja beantwortet werden. Es ist allerdings noch ein Faktor zu berücksichtigen, von dem bekannt ist, daß er die Produktivität insbesondere der Osteoklasten zu steigern vermag, nämlich das Parathormon. In den letzten Jahren wurde mehrfach über erhöhte Parathormon-Konzentrationen im Serum bei primärer Osteoporose berichtet (Fujita u. Mitarb., 1972, 1973; Riggs u. Mitarb., 1973a; Teitelbaum u. Mitarb., 1976). Da es sich teilweise nur um Einzelfälle größerer Kollektive handelte, wurde auch die Möglichkeit diskutiert, daß in diesen Fällen ein normokalzämischer primärer Hyperparathyreoidismus vorliege (Riggs u. Mitarb., 1973a). Von der gleichen

64

Arbeitsgruppe ist in der Zwischenzeit jedoch auch über normale oder erniedrigte Parathormon-Spiegel bei primären Osteoporosen berichtet worden (Riggs u. Mitarb., 1973b, 1976). Diese Befunde lassen sich mit der Hypothese von Heaney (1970, 1974, 1975) vereinbaren, daß bei der primären Osteoporose und/oder in der Menopause eine erhöhte Empfindlichkeit des Knochens auf das Parathormon vorliegt. Sie soll in der Menopause durch die starke Verminderung des hemmenden Einflusses der Östrogene auf die Parathormon-Wirkung entstehen. Aus tierexperimentellen Untersuchungen ist bekannt, daß sich durch Östrogenmangel eine Osteoporose erzeugen läßt (Delling u. Mitarb., 1970; Ziegler u. Mitarb., 1973) und daß eine gewisse Wechselbeziehung von Östrogenen und Parathormon am Knochen besteht (Schulz u. Mitarb., 1973). Außerdem wurde von klinischer Seite mehrfach über einen positiven Effekt der Östrogene auf den physiologischen postmenopausischen Knochenverlust berichtet (Cyran, 1975; Lindsay u. Mitarb., 1976; Meema u. Mitarb., 1975). Die Ergebnisse der Knochenhistomorphometrie des eigenen Krankengutes sprechen jedoch eindeutig gegen einen nennenswerten Parathormon-Einfluß, sei es durch eine gesteigerte Parathormon-Inkretion oder durch eine erhöhte Empfindlichkeit des Zielorgans. In beiden Fällen wäre als häufigster Befund eine gleichzeitige Vermehrung von Osteoblasten und Osteoklasten zu erwarten, der histologisch das Bild einer sogenannten „high-turnover" Osteoporose entsprechen würde. Diese Konstellation ließ sich jedoch in keinem Fall mit primärer Osteoporose nachweisen (Tabelle 18). Außerdem fehlen weitere Kriterien des primären Hyperparathyreoidismus, insbesondere Endostfibrose und Faserosteoid (Delling, 1975). Die anabolen Effekte kleiner Dosen von synthetischem Parathormon als Fragment der Aminosäuren 1—34 auf den Knochen bei primärer Osteoporose (Reeve u. Mitarb., 1976) machen gleichfalls die Annahme unwahrscheinlich, daß das Parathormon als pathogenetischer oder ätiologischer Faktor dieser Osteopathie von größerer Bedeutung ist (Fischer u. Mitarb., 1975; Parfitt, 1976a, b; Rasmussen u. Bordier, 1974).

Als Schlußfolgerung der bis hier geführten Diskussion muß festgestellt werden, daß die knochenhistomorphometrischen Parameter der aktuellen Knochenresorption und Knochenneubildung bei der primären Osteoporose Rückschlüsse auf die Skeletbilanz zulassen. Auch wenn keine quantitativen Angaben über Knochenvolumina gemacht werden können, ergibt der Vergleich des Einzelfalles mit Normalwerten eine Information, ob der Knochenumbau altersentsprechend oder in Richtung einer positiven oder negativen Bilanz im Ungleichgewicht ist.

Die Ergebnisse der Tabelle 18 zeigen, daß der Knochenabbau in den meisten Fällen normal oder vermindert ist. Unter der Vorstellung, daß die primäre Osteoporose hauptsächlich mit einer erhöhten Resorption einhergeht, wurde von Frame und Nixon (1970) eine Vermehrung der heparinproduzierenden Mastzellen im Knochenmark als ätiologischer Faktor diskutiert. Eigene Untersuchungen legten jedoch den Schluß nahe, daß hierin eher ein Kompensationsmechanismus des Knochenabbaus durch Speicherung des resorptionsfördernden Heparins zu sehen sei (Kruse u. Mitarb., 1973). Die Befunde der vorliegenden Arbeit stützen diese These, da eine erhöhte Knochenresorption bei negativer Bilanz nur in 10 der insgesamt 108 Fälle vorkommt.

Krokowski und Fricke (1975) entwickelten die Hypothese, daß die Osteoporose Teilsymptom einer umfassenden Veränderung an Knochen, Knochenmark, Bandscheiben und Muskulatur sei, deren Ursache in einer Verminderung der Blutzirkulation in Verbindung mit einer Kraftabnahme der Rumpfmuskulatur liege. Befunde über Beziehungen zwischen Volumendichte der Beckenkammspongiosa und Atrophie der intramedullären Strombahn (Demmler, 1974) sowie zwischen Knochenmineralgehalt und Stärke der Muskulatur (Doyle u. Mitarb., 1970; Meema u. Mitarb., 1973) stützen diese Auffassung. Der entscheidende Punkt liegt jedoch in der Aussage, daß die Störung der Blutzirkulation die Knochenzellen alteriert und zu einer ausschließlichen oder überwiegenden Osteoklastentätigkeit führt (Fricke u. Krokowski, 1975). Ein entsprechender histologischer Befund mit verminderter Knochenneubildung und verstärkter Knochenresorption findet sich aber nur in insgesamt 3 von 108 Fällen mit primärer Osteoporose.

Wie vereinbaren sich nun die knochenhistomorphometrischen Befunde mit der Pathogenese der primären Osteoporose? Nur 25,9% der Fälle weisen zum Zeitpunkt der Untersuchung eine im Vergleich zum Alter negative Knochenbilanz auf. Bei ihnen ist eine weitere Progredienz der Osteopathie anzunehmen. Diese ist am häufigsten durch eine verminderte Knochenneubildung bei normaler oder nur gering verminderter Knochenresorption bedingt. 74,1% der Fälle zeigen eine ausgeglichene oder positive Bilanz. Da dennoch entsprechend der Definition der Osteoporose eine Verminderung der Knochenmasse vorliegt, kann nur gefolgert werden, daß der Knochenverlust vor der Diagnosestellung stattgefunden haben muß. Das bedeutet, daß die Entwicklung der primären Osteoporose in einem Schub erfolgt ist, in dessen Zeitspanne eine im Vergleich zu den physiologischen Verhältnissen negative Knochenbilanz vorlag. Die anzutreffenden Möglichkeiten der Verhältnisse von Knochenanbau zu -abbau sind in Tabelle 18 aufgeführt. Über die Dauer dieses Osteoporoseschubes liefert die vorliegende Untersuchung keine Information. Es ist jedoch anzunehmen, daß er über mehrere Jahre verläuft. Der physiologische Knochenverlust bis zum 80. Lebensjahr soll gegenüber dem 30. Lebensjahr rund 25% betragen (Trotter u. Mitarb., 1960). Nach dem von Frost (1963) entworfenen Nomogramm entspricht eine dauernde negative Kalziumbilanz von 500 mg Kalzium täglich einem jährlichen Knochenverlust von durchschnittlich 15 Volumenprozent. Da eine Abnahme von 30% allgemein als Richtgröße angenommen wird, bevor eine Osteoporose röntgenologisch deutlich wird, ist selbst bei einer für die primäre Osteoporose sehr hohen negativen Kalziumbilanz von 300 mg täglich mit einer Dauer des Osteoporoseschubes von über 3 Jahren zu rechnen. Die von Bordier u. Mitarb. (1973) bei 10 Fällen von primärer Osteoporose im Alter bis zum 40. Lebensjahr gemessene höchste negative Bilanz betrug 264 mg Kalzium

66

pro Tag. Denkbar sind allerdings auch mehrere kürzere Schübe, die jedoch nur durch Längsschnittstudien zu erfassen wären. Nach Beendigung der Phase des pathologischen Knochenumbaus stellt sich meist das physiologische Gleichgewicht wieder ein. In 26,8% der Fälle sind sogar spontane Reparationsvorgänge zu beobachten, jeweils etwa zur Hälfte durch eine verstärkte Knochenneubildung oder einen verminderten Abbau. Daß jedoch bislang keine signifikanten spontanen Rückbildungen einer primären Osteoporose beschrieben sind, kann mehrere Gründe haben. Erstens fehlen in der Literatur Langzeitbeobachtungen unbehandelter Osteoporosen. Zweitens sind die Reparationsvorgänge bei hochgradigen Osteoporosen sicher wenig effektiv, da neugebildeter Knochen ja nur auf den oft wenigen noch vorhandenen Trabekeln angelagert werden kann. Drittens ist es möglich, daß der Knochenumbau im Sinne einer positiven Bilanz nur in einer vorübergehenden, begrenzten Zeitspanne stattfindet. Außerdem muß diese Reparation in der Phase des physiologischen Knochenverlustes nicht gleichbedeutend mit einer Zunahme der Knochenmasse sein, sondern könnte auch lediglich zu einer Verzögerung des altersbedingten Abbaus führen. Die Ergebnisse der Diskriminanzanalyse stützen die Vorstellung von einem Verlauf der primären Osteoporose in drei Phasen, da die Gruppen mit negativer, ausgeglichener und positiver Bilanz auch einen Anstieg des durchschnittlichen Lebensalters zeigen.

Die drei Verlaufsphasen der primären Osteoporose lassen sich zusammenfassend wie folgt beschreiben:

1. Phase: Osteoporoseschub. — In dieser Phase kommt es zur Entwicklung einer der Definition entsprechenden Osteoporose, d. h. zur Verminderung der Knochenmasse unter das physiologische Niveau. Aus ungeklärter Ätiologie liegt eine im Vergleich zum altersentsprechenden Umbau negative Bilanz vor.
2. Phase: Gleichgewichtsphase. — In dieser Phase ist das physiologische Gleichgewicht zwischen Knochenanbau und -abbau wieder hergestellt, die Knochenbilanz entspricht dem Lebensalter.
3. Phase: Reparationsphase. — Durch ein relatives Überwiegen des Knochenanbaus wird das entstandene Defizit an Knochenmasse wieder geringer. Ob im Einzelfall eine vollständige Restitution erreicht werden kann, ist ungewiß.

In Abbildung 15 sind die Verlaufsphasen der primären Osteoporose schematisch dargestellt. Dabei wurde berücksichtigt, daß der Osteoporoseschub in der Zeit vor oder nach Erreichung des physiologischen Maximums an Knochenmasse einsetzen kann und daß im Einzelfall möglicherweise nur die erste Phase oder die ersten beiden Phasen durchlaufen werden. Die angenommene Frakturgrenze A gilt für die Zeit bis zum Erreichen des physiologischen Maximums an Knochenmasse, also etwa bis zum 40. Lebensjahr. Für die späteren Lebensjahre gilt die Frakturgrenze B, der sich die physiologische Knochenmasse mit steigendem Lebensalter nähert. Zur Vereinfachung sind alle Verläufe als

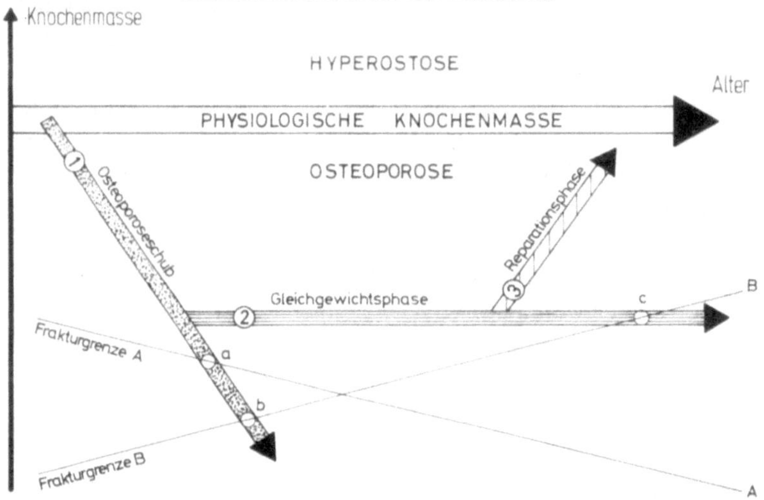

Abb. 15. Schematische Darstellung der Verlaufsphasen der primären Osteoporose: 1. Entwicklung der Osteoporose im Schub. 2. Gleichgewichtsphase mit altersentsprechender Knochenbilanz. 3. Verminderung des Defizits an Knochenmasse in der Reparationsphase. Bis zum Erreichen des physiologischen Maximums an Knochenmasse gilt die angenommene Frakturgrenze A, später die Frakturgrenze B, der sich die physiologische Knochenmasse mit steigendem Lebensalter nähert. (Modifiziert nach Kuhlencordt, 1976)

Geraden eingezeichnet. Das Schema verdeutlicht, daß sich jüngere Fälle mit primärer Osteoporose beim Erreichen der Frakturgrenze (Punkt a) stets im Osteoporoseschub befinden müssen, da die Knochenmasse in der Gleichgewichtsphase zur Frakturgrenze A divergent verläuft. Im höheren Lebensalter in der Zeit des physiologischen Knochenverlustes kann die Frakturgrenze B sowohl im Osteoporoseschub (Punkt b) als auch in der Gleichgewichtsphase (Punkt c) erreicht werden. Für die Klinik bedeutet das, daß das Auftreten einer Spontanfraktur, beispielsweise eines Wirbelkörpers, nicht gleichbedeutend mit einer besonders raschen Progredienz der Osteoporose sein muß.

Aus den vorgelegten Untersuchungsergebnissen folgen noch eine Reihe weiterer Überlegungen. Je älter ein Patient zum Zeitpunkt der Diagnose der primären Osteoporose ist, desto größer ist die Wahrscheinlichkeit, daß er sich bereits in der Gleichgewichts- oder Reparationsphase befindet. Umgekehrt ist bei jüngeren Fällen zunächst damit zu rechnen, daß der Osteoporoseschub noch andauert. Die Beurteilung einer einmal eingeschlagenen Behandlung hat sehr kritisch zu erfolgen, wenn bedacht wird, daß sich rund 74% der Fälle mit primärer Osteoporose spontan in einer ausgeglichenen oder sogar positiven Knochenbilanz befinden. Für eine wissenschaftliche Analyse ist daher in jedem Fall eine Knochenhistomorphometrie oder eine exakte Kalziumbilanz zu fordern.

68

Zum Abschluß der Diskussion über die Möglichkeiten von Pathogenese und Verlauf der primären Osteoporose sei noch eine Hypothese aufgestellt. Es ist durchaus denkbar, daß es sich bei den Fällen, die sich zum Zeitpunkt der Diagnose im Osteoporoseschub befinden, und denen, die in der Gleichgewichts- oder Reparationsphase sind, um zwei verschiedene Kollektive handelt. Bei den letztgenannten könnte der früher abgelaufene Osteoporoseschub Folge einer derzeit nicht erkannten, latent verlaufenen Grundstörung gewesen sein, die sich spontan zurückbildete. Hier käme beispielsweise eine larvierte Hyperthyreose oder eine passagere Malabsorption in Frage. Bei diesen Fällen würde dann definitionsgemäß eine sekundäre Osteoporose bzw. deren Folgezustand vorliegen. Im Gegensatz dazu wären nur die Fälle, die im Osteoporoseschub trotz eingehender Untersuchung keine ursächlich in Frage kommende Erkrankung aufweisen, als primäre Osteoporosen zu bezeichnen.

VII. Zusammenfassung

Die Osteoporose ist eine metabolische Osteopathie, die pathologisch-anatomisch durch ein Defizit an Knochenmasse gegenüber der alters- und geschlechtsentsprechenden Norm definiert wird. Neben den sekundären Osteoporosen, die als Folge verschiedener bekannter Grunderkrankungen auftreten, gibt es eine große Zahl von primären Osteoporosen, deren Ätiologie ungeklärt ist. In der vorliegenden Arbeit wurden 108 unbehandelte Fälle mit primärer Osteoporose mit klinischen, radiologischen und knochenhistomorphometrischen Methoden analysiert. Die Diagnose war in allen Fällen aufgrund einer umfassenden klinisch-internistischen Untersuchung gestellt worden. Dabei handelt es sich um das unausgewählte Krankengut der Abteilung Klinische Osteologie der I. Medizinischen Universitätsklinik Hamburg. Das Alter der Fälle liegt zwischen dem 22. und 75. Lebensjahr und beträgt im Durchschnitt 51,7 Jahre, das Verhältnis von Frauen zu Männern ist 1,35 : 1.

Bislang ist kein vergleichbares, nach Definition, Auswahlkriterien und Untersuchungsmethoden homogenes Krankengut, das alle Altersstufen mit Ausnahme der ersten beiden Lebensjahrzehnte umfaßt, publiziert worden.

Im einzelnen ergeben sich bei unbehandelten primären Osteoporosen die folgenden wichtigsten Resultate:

1. Der Serumkalziumbestimmung kommt bei der primären Osteoporose eine große differentialdiagnostische Bedeutung zu, da Normabweichungen nach oben oder unten mit 1,9% sehr selten sind und daher stets den Verdacht auf eine andersartige Kalziumstoffwechselstörung nahelegen.

2. Eine im Normbereich liegende Aktivität der alkalischen Serumphosphatase läßt bei der primären Osteoporose keinen sicheren Rückschluß auf den Knochenumbau zu. Erhöhte Phosphatasewerte, die nach Ausschluß hepatogener Aktivitätssteigerungen in 14,6% der Fälle beobachtet werden, können durch eine gesteigerte Knochenneubildung oder durch Frakturheilungsprozesse bedingt sein. Sie stehen in Beziehung zum histomorphometrisch bestimmten Osteoidvolumen und zur ^{47}Kalzium-Akkretion des Skelets.

3. Die renale Kalziumausscheidung liegt in 16,7% der Fälle über 300 mg/d, in 14,8% unter 100 mg/d, im Durchschnitt jedoch im Normbereich. Es besteht keine Korrelation zu den histomorphometrischen Parametern der Knochenresorption. Die Abnahme im höheren Lebensalter entspricht der bei Gesunden und ist nicht spezifisch für die primäre Osteoporose.

4. Die Bestimmung der renalen Hydroxyprolinausscheidung erbringt bei

der primären Osteoporose keine wesentliche Information; insbesondere sind keine Beziehungen zu den Knochenumbaudaten nachweisbar.

5. Zwischen dem semiquantitativen Röntgen-Index des Skelets, dem Knochenmineralgehalt des Radius und der volumetrischen Dichte der Beckenkammspongiosa bestehen bei der primären Osteoporose keine signifikanten linearen Korrelationen. Zur Beurteilung des Schweregrades der Osteoporose sollten alle drei Methoden kombiniert werden.

6. Der Knochenmineralgehalt des Radius ist am distalen Drittelpunkt in 63% der Fälle erniedrigt, am distalen Zehntelpunkt nur in 56%. Da die Werte beider Meßorte eine gute Korrelation zeigen, kann bei der primären Osteoporose ohne Informationsverlust auf die Mineralgehaltsbestimmung am Zehntelpunkt verzichtet werden. Die beste Differenzierung von Osteoporosen und Gesunden ergibt der Radiusmineralgehalt am distalen Drittelpunkt zwischen dem 40. und 65. Lebensjahr.

7. Die Volumendichte der Beckenkammspongiosa ist in 68,5% aller Fälle mit primären Osteoporosen vermindert, in der Altersgruppe bis zum 40. Lebensjahr in 76%. Die Frakturgrenze der Wirbelkörper liegt bei 11,5% volumetrischer Spongiosadichte des Beckenkamms.

8. Die Kalziumkinetik ergibt bei der primären Osteoporose durchschnittlich normale Befunde und steht damit im Einklang mit den histomorphometrisch bestimmten Knochenumbauparametern. Die endogene fäkale Kalziumausscheidung liegt an der oberen Normgrenze, so daß die intestinale Nettokalziumresorption im Verhältnis zur Kalzurie niedrig ist. Die Kalziumakkretion steht in Beziehung zur Aktivität der alkalischen Serumphosphatase und den histologischen Parametern der Knochenneubildung.

9. Die spezifische Spongiosaoberfläche ist bei der primären Osteoporose in 25,9% der Fälle vergrößert und in 13,0% verkleinert. Sie ist unabhängig vom Lebensalter und zeigt keine Korrelation zum aktuellen Knochenanbau oder -abbau. Normabweichungen sind möglicherweise Folge eines früher, zum Zeitpunkt der Untersuchung nicht mehr nachweisbaren veränderten Knochenumbaus.

10. Die histomorphometrischen Parameter der aktuellen Knochenneubildung und -resorption liegen durchschnittlich im unteren Normbereich, insbesondere in der Altersgruppe zwischen dem 40. und 65. Lebensjahr. Das Verhältnis von Anbau zu Abbau läßt Rückschlüsse auf die Knochenbilanz in Relation zum altersentsprechenden physiologischen Knochenumbau zu. Zum Zeitpunkt der Untersuchung weisen nur 25,9% der Fälle mit unbehandelter primärer Osteoporose eine negative Bilanz auf. Diese ist am häufigsten durch eine verminderte Knochenneubildung, seltener durch eine gesteigerte Knochenresorption bedingt. 47,3% der Fälle haben eine ausgeglichene und 26,8% sogar eine positive Bilanz.

11. Aus den Befunden wird auf einen dreiphasischen Verlauf der Osteoporose geschlossen. Im Osteoporoseschub kommt es zur Verminderung der Kno-

chenmasse unter das physiologische Niveau. In der Gleichgewichtsphase besteht eine etwa altersentsprechende Knochenbilanz, während in der Reparationsphase das Defizit an Knochenmasse durch ein relatives Übergewicht des Knochenanbaus wieder geringer wird.

12. Die Ergebnisse führen zu der Hypothese, daß das Krankengut aus zwei Kollektiven besteht. Nur die Fälle, die im Osteoporoseschub trotz eingehender Untersuchung keine Ursache der Erkrankung erkennen lassen, sind als primäre Osteoporosen aufzufassen. Im Gegensatz dazu sind Fälle in der Gleichgewichts- oder Reparationsphase möglicherweise sekundäre Osteoporosen als Folge einer früher latent verlaufenen Grundstörung.

Literatur

Aaron, J.: Histology and micro-anatomy of bone. In: Calcium, phosphate and magnesium metabolism. Clinical physiology and diagnostic procedures (Nordin, B. E. C., Ed.), p. 298—356. Edinburgh-London-New York: Churchill Livingstone 1976

Albright, F., Hennemann, P., Benedict, P. H., Forbes, A. P.: Idiopathic hypercalciuria. Proc. roy. Soc. Med. **46**, 1077—1081 (1953)

Albright, F., Reifenstein, E. C.: The parathyroid glands and metabolic bone disease. Baltimore: William and Wilkins 1948

Albright, F., Smith, P. H., Richardson, A. M.: Postmenopausal osteoporosis. J. Amer. med. Ass. **116**, 2465—2474 (1941)

Arnold, J. S.: The quantitation of bone mineralization as an organ and tissue in osteoporosis. In: Dynamic studies of metabolic bone disease (Pearson, O. H., Joplin, G. F., Eds.), p. 59—76. Oxford: Blackwell 1964

Arnold, J. S.: Amount and quality of trabecular bone in osteoporotic vertebral fractures. Clin. endocr. Metab. **2**, 221—238 (1973)

Avioli, L. V., McDonald, J. E., Singer, R. A., Henneman, P. H.: A new oral isotope test of calcium absorption. J. clin. Invest. **44**, 128—129 (1965)

Babaiantz, L.: Les ostéopathies atrophiques. J. Radiol. Électrol. **29**, 333—362 (1948)

Barer, M., Jowsey, J.: Bone formation and resorption in normal human rib. Clin. Orthop. **52**, 241—247 (1967)

Barnett, H. E., Nordin, B. E. C.: The radiological diagnosis of osteoporosis. Clin. Radiol. **11**, 166—174 (1960)

Bartelheimer, H.: Klinik und Differentialdiagnose des Hyperparathyreoidismus, besonders der Knochenveränderungen. Verh. Dtsch. Ges. inn. Med. **26**, 447—457 (1956)

Bartelheimer, H.: Die klinische Bedeutung der Knochenbiopsie. Verh. Dtsch. Ges. Path. **47**, 129—137 (1963)

Bartelheimer, H.: Zur metabolischen Osteologie. Internist (Berl.) **7**, 551—552 (1966)

Bartelheimer, H., Schmitt-Rohde, J. M.: Osteoporose als Krankheitsgeschehen. Ergebn. inn. Med. (N.F.) **7**, 454—585 (1956)

Bartelheimer, H., Schmitt-Rohde, J. M.: Die Biopsie des Knochens als differentialdiagnostische klinische Methode. Klin. Wschr. **35**, 429—440 (1957)

Baud, C. A., Pouëzat, J. A.: Morphological and cristallographic analysis of bone mineral. In: Calcium metabolism, bone and metabolic bone diseases (Kuhlencordt, F., Kruse, H.-P., Eds.), p. 3—13. Berlin-Heidelberg-New York: Springer 1975

Baud, C. A., Pouëzat, J. A., Tochon-Danguy, H. J.: Quantitative analysis of amorphous and crystalline bone tissue mineral in women with osteoporosis. In: Calcified Tissues 1975 (Nielsen, S. P., Hjørting-Hansen, E., Eds.), p. 452—456. Kopenhagen: Fadl 1976

Bessey, O. A., Lowry, O. H., Brock, M. J.: A method for the rapid determination of alkaline phosphatase with five cubic millimeters of serum. J. biol. Chem. **164**, 321—326 (1946)

Bijvoet, O. L. M., van der Sluys Veer, J.: The interpretation of laboratory tests in bone disease. Clin. endocr. Metab. **1**, 217—237 (1972)

Blacklock, N. J., Macleod, M. A.: Calcium-47 absorption in urolithiasis. Brit. J. Urol. **46**, 377—384 (1974)

Boillat, M. A., Velebit, L., Donath, A., Courvoisier, B.: Mineralometrie et radiologie quantitative chez un groupe de malades osteoporotiques. In: Symposium CEMO I, exploration morphologique et fonctionelle du squelette (Courvoisier, B., Donath, A., Eds.), p. 17—22. Genf: Editions Médecine et Hygiène 1976

Bordier, P., Matrajt, H., Miravet, L., Hioco, D.: Mesure histologique de la masse et de la résorption des travées osseuses. Pathologie — Biologie 12, 1238—1243 (1964)

Bordier, P., Miravet, L., Hioco, D.: Young adult osteoporosis. Clin. endocr. Metab. 2, 277—292 (1973)

Bordier, P., de Sèze, S., Miravet, L., Berbir, N.: Physiopathologie de l'ostéoporose de l'adulte jeune. Sem. Hôp. Paris 50, 197—206 (1974)

Bordier, P., Tun Chot, S.: Quantitative histology of metabolic bone disease. Clin. endocr. Metab. 1, 197—215 (1972)

Boukhris, R., Becker, K. L.: The inter-relationship between vertebral fractures and osteoporosis. Clin. Orthop. 90, 209—216 (1973)

Breuel, H.-P., Hesch, R.-D., Henning, H. V., Emrich, D.: Osteoporose-Diagnostik durch Messung der ^{125}J-Absorption am Finger. Radiologe 15, 251—255 (1975)

Bronner, F., Richelle, L. J., Saville, P. D., Nicholas, J. A., Cobb, J. R.: Quantitation of calcium metabolism in postmenopausal osteoporosis and in scoliosis. J. clin. Invest. 42, 898—905 (1963)

Büll, U., Frey, K. W.: Nuklearmedizinische Methoden in der Diagnostik von Knochenerkrankungen. Internist (Berl.) 16, 353—364 (1975)

Bullamore, J. R., Wilkinson, R., Gallagher, J. C., Nordin, B. E. C., Marshall, D. M.: Effect of age on calcium absorption. Lancet 1970 II, 535—537

Bulusu, L., Hodgkinson, A., Nordin, B. E. C., Peacock, M.: Urinary excretion of calcium and creatinine in relation to age and body weight in normal subjects and patients with renal calculus. Clin. Sci. 38, 601—612 (1970)

Burkhardt, R.: Präparative Voraussetzungen zur klinischen Histologie des menschlichen Knochenmarkes. Blut 14, 30—45 (1966a)

Burkhardt, R.: Technische Verbesserungen und Anwendungsbereich der Histo-Biopsie von Knochenmark und Knochen. Klin. Wschr. 44, 326—334 (1966b)

Burkhardt, R.: Farbatlas der klinischen Histopathologie von Knochenmark und Knochen. Berlin-Heidelberg-New York: Springer 1970

Burkhardt, R.: Diagnose und Therapie der Osteoporose. Münch. med. Wschr. 115, 1915—1923 (1973)

Cameron, J. R., Sørenson, J.: Measurement of bone mineral in vivo: an improved method. Science 142, 230—232 (1963)

Caniggia, A., Gennari, C., Cesari, L.: Intestinal absorption of ^{45}Ca in stone-forming patients. Brit. med. J. 1965 I, 427—429

Chalmers, J.: Distribution of osteoporotic changes in the ageing skeleton. Clin. endocr. Metab. 2, 203—220 (1973)

Chalmers, J., Weaver, J. K.: Cancellous bone: its strength and changes with ageing and an evaluation of some methods for measuring its mineral content. II. An evaluation of some methods for measuring osteoporosis. J. Bone Jt Surg. 48 A, 299—308 (1966)

Chesnut, C. H., Nelp, W. B., Lewellen, T. K.: Quantitation of bone mass in osteoporosis: recent advances. In: Calcified Tissues 1975 (Nielsen, S. P., Hjørting-Hansen, E., Eds.), p. 370—374. Kopenhagen: Fadl 1976

Clark, L. C., Beck, E. J., Shock, N. W.: Serum alkaline phosphatase in middle age and old age. J. Geront. 6, 7—12 (1951)

Cohn, S. H., Zanzi, J., Vaswani, A., Wallach, S., Aloia, J., Ellis, K. J.: Quantitation of degree of osteoporosis by measure of total-body calcium employing neutron activation. In: Calcified Tissues 1975 (Nielsen, S. P., Hjørting-Hansen, E., Eds.), p. 375—379. Kopenhagen: Fadl 1976

Cooke, A. M.: Osteoporosis. Lancet **1955 II,** 877—882 und 929—937

Courpron, P.: Données histologiques quantitatives sur le vieillissement osseux humain. Thèse Université Claude-Bernard, Lyon 1972

Courpron, P., Giroud, J. M., Bringuier, J. P., Meunier, P.: Histomorphometrie de l'os spongieux iliaque. Influence des techniques de préparation et de lecture des coupes histologiques sur la détermination du volume trabéculaire osseux iliaque. Lyon méd. **232,** 515—522 (1974)

Cyran, W.: Die Osteoporose. München: Schwarzeck 1975

Dambacher, M. A., Haas, H. G.: Osteologische Probleme im Alter. Z. Gerontol. **6,** 210—218 (1973)

Dambacher, M. A., Haas, H. G.: Diagnostisches Vorgehen bei Osteopathien in Praxis und Klinik. Internist (Berl.) **16,** 341—344 (1975)

Davis, R. H., Morgan, D. B., Rivlin, R. S.: The excretion of calcium in the urine and its relation to calcium intake, sex and age. Clin. Sci. **39,** 1—12 (1970)

Delling, G.: Über eine vereinfachte Methacrylateinbettung für unentkalkte Knochenschnitte. Beitr. Path. **145,** 100—105 (1972)

Delling, G.: Age-related bone changes. Curr. Top. Path. **58,** 117—147 (1973)

Delling, G.: Altersabhängige Skeletveränderungen. Histomorphometrische Untersuchungen an der menschlichen Beckenkammspongiosa. Klin. Wschr. **52,** 318—325 (1974)

Delling, G.: Endokrine Osteopathien. Veröffentlichungen aus der Pathologie, H. 98, Stuttgart: Fischer 1975

Delling, G., Bellwinkel, S., Ziegler, R.: Der Einfluß von Calcitonin auf die experimentelle Osteoporose bei der Ratte. Symp. Dtsch. Ges. Endocr. **16,** 340—342 (1970). Berlin-Heidelberg-New York: Springer 1970

Delling, G., Ziegler, R.: Einfache Methylmetacrylateinbettung zur Herstellung von Dünnschliffen aus Knochen. Z. wissenschaftl. Mikroskopie mikroskop. Technik **70,** 58—61 (1970)

Demmler, K.: Knochenmarksbefunde bei Osteoporosen. Verh. Dtsch. Ges. Path. **58,** 378—381 (1974)

Dennert, R., Münzenberg, K. J.: Zur röntgenologischen Unterscheidung zwischen pathologischer Osteoporose und altersbedingtem Knochenabbau. Z. Orthop. **113,** 1079—1081 (1975)

Dent, C. E., Harper, C. M.: Plasma alkaline phosphatase in normal adults and in patients with primary hyperparathyroidism. Lancet **1962 I,** 559—563

Dequeker, J.: Periosteal and endosteal surface remodeling in pathologic conditions. Invest. Radiol. **6,** 260—265 (1971)

Dequeker, J.: Bone loss in normal and pathological conditions. University Press, Leuven 1972

Dequeker, J.: Radiological estimation of periosteal and endosteal surface remodelling in normal and pathological conditions. In: Proceedings of the first workshop on bone morphometry (Jaworski, Z. F. G., Ed.), p. 182—184. Ottawa: University of Ottawa Press 1976

Dequeker, J., Baeyens, J. P., Claessens, J.: The significance of stature as a clinical measurement of ageing. J. amer. Geriat. Soc. **17,** 169—179 (1969)

Dequeker, J., Creytens, G., Gielen, F.: Repeated measurements of bone mineral content by photon absorptiometry in vertebral collapse patients and normal controls. In: Bone Mineral Determinations (Schmeling, P., Ed.), p. 113—121. Studsvik-Nyköping: Aktiebolaget Atomenergi 1974

Dequeker, J., Franssens, R., Borremans, A.: Relationship between peripheral and axial osteoporosis and osteoarthrosis. Clin. Radiol. **22,** 74—77 (1971)

Doyle, F.: Involutional osteoporosis. Clin. endocr. Metab. **1,** 143—167 (1972)

Doyle, F., Brown, J., Lachance, C.: Relation between bone mass and muscle weight. Lancet **1970 I,** 391—393

Dulce, H. J.: Biochemistry of bone diseases. In: Calcium metabolism, bone and metabolic bone diseases (Kuhlencordt, F., Kruse, H.-P., Eds.), p. 197—210. Berlin-Heidelberg-New York: Springer 1975

Duursma, S. A., Visser, W. J., v. Zoeren, M., Korver, M. F.: A bone biopsy procedure. Calcif. Tiss. Res. **4**, 269—273 (1969)

Dymlink, J.-F.: Studien des Knochenmineralstoffwechsels bei der Osteoporose mittels radioaktiv markierter Substanzen. Internist (Berl.) **7**, 578—581 (1966)

Eger, W., Gerner, H. J., Kämmerer, H.: Bau und Dichte der menschlichen Spongiosa in Rippe, Wirbel und Becken als Ausdruck der statischen Funktion. Arch. orthop. Unfall-Chir. **62**, 97—112 (1967)

Ellis, H. A., Peart, K. M.: Quantitative observations on mineralized and nonmineralized bone in the iliac crest. J. clin. Path. **25**, 277—286 (1972)

Epker, B. N., Frost, H. M.: A parabolic index: a proposed index of the degree of osteoporosis in ribs. J. Geront. **19**, 469—471 (1964)

Epker, B. N., Kelin, M., Frost, H. M.: Magnitude and location of cortical bone loss in human rib with aging. Clin. Orthop. **41**, 198—203 (1965)

Fischer, J. A., Blum, J. W., Hunziker, W., Binswanger, U.: Regulation of circulating parathyroid hormone levels: Normal physiology and consequences in disorders of mineral metabolism. Klin. Wschr. **53**, 939—954 (1975)

Fishman, W. H.: Perspectives on alkaline phosphatase isoenzymes. Amer. J. Med. **56**, 617—650 (1974)

Fourman, P., Royer, P.: Calcium metabolism and the bone, 2. Ed. Oxford-Edinburgh: Blackwell 1968

Frame, B., Nixon, R. K.: Bone marrow factors in osteoporosis. In: Osteoporosis (Barzel, U. S., Ed.), p. 238—250. New York: Grune and Stratton 1970

Frank, H. A., Carr, M. H.: Normal serum electrolytes with a note on seasonal and menstrual variation. J. Lab. clin. Med. **49**, 246—252 (1957)

Fricke, M., Krokowski, E.: Osteoporose — Folge einer verminderten Knochendurchblutung. Z. Orthop. **113**, 1043—1050 (1975)

Frost, H. M.: Staining of fresh, undecalcified, thin bone sections. Stain Technol. **34**, 135—146 (1959)

Frost, H. M.: Bone remodelling dynamics. Springfield/Ill.: Ch. C. Thomas 1963

Frost, H. M.: Mathematical elements of lamellar bone remodelling. Springfield/Ill.: Ch. C. Thomas 1964

Frost, H. M.: The bone dynamics in osteoporosis and osteomalacia. Springfield/Ill.: Ch. C. Thomas 1966

Frost, H. M.: Measuring bone dynamics — the property called sigma. In: Proceedings of the first workshop on bone morphometry (Jaworski, Z. F. G., Ed.), p. 246—253. Ottawa: University of Ottawa Press 1976

Frost, H. M., Villanueva, A. R., Ramser, J. R., Ilnicki, L.: Knochenbiodynamik bei 39 Osteoporose-Fällen, gemessen durch Tetracyclinmarkierung. Internist (Berl.) **7**, 572—578 (1966)

Fujita, T., Orimo, H., Okano, K., Yoshikawa, M.: Clinical application of parathyroid hormone radioimmunoassay. In: Clinical aspects of metabolic bone disease (Frame, B., Parfitt, A. M., Duncan, H., Eds.), p. 274—280. Amsterdam: Excerpta Medica 1973

Fujita, T., Orimo, H., Okano, K., Yoshikawa, M., Shimo, R., Inoue, T., Itami, Y.: Radioimmunoassay of serum parathyroid hormone in postmenopausal osteoporosis. Endocr. jap. **19**, 571—577 (1972)

Geigy, J. R. (Hrsg.): Documenta Geigy. Wissenschaftliche Tabellen, 6. Aufl. Basel 1962

Goldsmith, N. F., Johnston, J. O., Picetti, G., Garcia, C.: Bone mineral in the radius and vertebral osteoporosis in an insured population. A correlative study using ^{125}J photon absorption and miniature roentgenography. J. Bone Jt Surg. **55A**, 1276—1293 (1973)

Goldsmith, N. F., Johnston, J. O., Ury, H., Vose, G., Colbert, C.: Bone-mineral estimation in normal and osteoporotic women. A comparability trial of four methods and seven bone sites. J. Bone Jt Surg. **53A**, 83–100 (1971)

Griffith, E. R., Stonebridge, J. B., Lehmann, J. F.: Current methods of in-vivo measurement of osteoporosis. Amer. J. phys. Med. **52**, 75–91 (1973)

Haas, H. G.: Die Abklärung von Knochenkrankheiten. Internist (Berl.) **7**, 558–564 (1966)

Haas, H. G., Dambacher, M. A., Lauffenburger, Th., Olah, A. J.: Klinische Aspekte des Knochenstoffwechsels — Beziehungen zur Morphologie (Referat). Verh. Dtsch. Ges. Path. **58**, 135–136 (1974)

Haas, H. G., Lauffenburger, Th., Dambacher, M. A., Gunčaga, J., Lentner, C., Olah, A. J., Schenk, R. K.: Quality control and correlations of clinical methods for studying metabolic bone disease. In: Calcium metabolism, bone and metabolic bone diseases (Kuhlencordt, F., Kruse, H.-P., Eds.), p. 31. Berlin-Heidelberg-New York: Springer 1975

Harris, W. H., Heaney, R. P.: Skeletal renewal and metabolic bone disease. Boston: Little, Brown and Co. 1969

Harris, W. H., Weinberg, E. H.: Microscopic method of measuring increases in cortical bone volume mass. Calcif. Tiss. Res. **8**, 190–196 (1972)

Heaney, R. P.: A unified concept of osteoporosis. A second look. In: Osteoporosis (Barzel, U. S., Ed.), p. 257–265. New York-London: Grune and Stratton 1970

Heaney, R. P.: Pathophysiology of osteoporosis: Implications for treatment. Texas Med. **70**, 37–45 (1974)

Heaney, R. P.: Skeletal remodeling physiology and its relation to metabolic bone disease. New York State J. Med. **1975**, 1656–1661

Heer, K. R., Alexandrow, K., Lauffenburger, Th., Haas, H. G.: Veränderungen des Mineralgehaltes bei gesunden Frauen in der Menopause und in der Prämenopause. In: Symposium CEMO I, exploration morphologique et fonctionelle du squelette (Courvoisier, B., Donath, A., Eds.), p. 9–16. Genf: Editions Médecine et Hygiène 1976

Hehrmann, R., Montz, R., Schneider, C.: Die Radiocalciumkinetik in der Diagnostik des autonomen Hyperparathyreoidismus. Radiologe **14**, 195–199 (1974)

Heller, M., McLean, F. C., Bloom, W.: Cellular transformations in mammalian bones induced by parathyroid extract. Amer. J. Anat. **87**, 315–348 (1950)

Hennemann, P. H., Benedict, P. H., Forbes, A. P., Dudy, H. R.: Idiopathic hypercalciuria: importance of dietary calcium in the definition of hypercalciuria. New Engl. J. Med. **259**, 802–807 (1958)

Henning, A.: Kritische Betrachtungen zur Volumen- und Oberflächenmessung in der Mikroskopie. Zeiss Werkzeitschr. **6**, 78–87 (1958)

Heuck, F.: Die radiologische Erfassung des Mineralgehalts des Knochens. In: Handbuch der Medizinischen Radiologie, Bd. IV, Teil 1 (Diethelm, L., Hrsg.). Berlin-Heidelberg-New York: Springer 1970

Heuck, F.: Die Röntgenologie der generalisierten Osteopathien. Z. Rheumaforsch. **31**, 324–344 (1972)

Hioco, D. J., (Ed.): L'ostéoporose. Paris: Masson et Cie. 1964

Hobson, W., Jordan, A.: A study of serum alkaline phosphatase levels in old people living at home. J. Geront. **14**, 292–293 (1959)

Hodgkinson. A., Knowles, C. F.: Laboratory methods. In: Calcium, phosphate and magnesium metabolism. Clinical physiology and diagnostic procedures (Nordin, B. E. C., Ed.), p. 525–578. Edinburgh-London-New York: Churchill Livingstone 1976

de Hoff, R. T., Rhines, F. N.: Quantitative microscopy. New York: McGraw-Hill 1968

Horsman, A.: Bone mass. In: Calcium, phosphate and magnesium metabolism. Clinical physiology and diagnostic procedures (Nordin, B. E. C., Ed.), p. 357–404. Edinburgh-London-New York: Churchill Livingstone 1976

Jackson, W. P. U.: Calcium metabolism and bone disease. London: Arnold 1967

Jaworski, Z. F. G. (Ed.): Proceedings of the first workshop on bone morphometry. Ottawa: University of Ottawa Press 1976

Jesserer, H.: Osteoporose. Wesen, Erkennung, Beurteilung und Behandlung. Berlin: Blaschker 1963

Jowsey, J., Kelly, P. J., Riggs, B. L., Bianco, A. J., Scholz, D. A., Gershon-Cohen, J.: Quantitative microradiographic studies of normal and osteoporotic bone. J. Bone Jt Surg. **47A**, 785–872 (1965)

Keymling, E.: Definition von Stadium, Umsatz und Aktivität bei primären und sekundären Osteoporosen unter besonderer Berücksichtigung der spezifischen Oberfläche der Beckenkamm-Spongiosa. Dissertation Hamburg 1973

Khairi, M. R. A., Cronin, J. H., Robb, J. A., Smith, D. M., Yu, P. L., Johnson, jr., C. C.: Femoral trabecular-pattern index and bone mineral content measurement by photon absorption in senile osteoporosis. J. Bone Jt Surg. **58A**, 221–226 (1976)

Klaassen, C. H. L., Siertsema, L. H.: De invloed van de leeftijd op de alkalische fosfatase waarde in het serum. Ned. T. Geneesk. **108**, 1433–1436 (1964) (zit. nach Dequeker, 1972)

Klöti, J., Binswanger, U.: Die renale Calciumausscheidung bei primärem Hyperparathyreoidismus und idiopathischer Hypercalciurie. Klin. Wschr. **53**, 307–310 (1975)

Knop, J., Reichstein, K.-H., Montz, R.: A ^{47}Calcium kinetic model with two bone compartments. Eur. J. Nucl. Med. **2**, 35 (1977)

Krokowski, E.: Möglichkeiten zur Bestimmung des Skelet-Calciumgehaltes in der Klinik. Dtsch. med. Wschr. **91**, 60–66 (1966)

Krokowski, E.: Röntgenologische Diagnose der Knochenporose. Diagnostik **2**, 239–242 (1969)

Krokowski, E.: Die postmenopausische Osteoporose – ein Zeitabschnitt im normalen Knochenumbau. Med. Klin. **69**, 2100–2105 (1974)

Krokowski, E., Fricke, M.: Sozialmedizinische Bedeutung und restabilisierende Therapie der Osteoporose. Münch. med. Wschr. **117**, 1775–1778 (1975)

Krüskemper, H. L.: Osteoporose in der Postmenopause. Gynäkologe **2**, 145–152 (1970)

Kruse, H.-P.: Histologisch-morphometrische Untersuchungen zur Diagnostik der Osteoporose. Messungen des Knochensubstanzgehaltes und der Knochenoberfläche von Beckenkammbiopsien. Dissertation, Hamburg 1968

Kruse, H.-P.: Histologie der Osteoporose. Verh. Dtsch. Orthop. Traumatol. Ges., 57. Kgr., S. 226–230. Stuttgart: Enke 1971

Kruse, H.-P.: Grundlagen der Therapie der Osteomalazie. Therapiewoche **27**, 3794–3798 (1977)

Kruse, H.-P., Kuhlencordt, F.: Nebenschilddrüsenerkrankungen. In: Rationelle Diagnostik in der inneren Medizin (Losse, H., Wetzels, E., Hrsg.), S. 203–208. Stuttgart: Thieme 1976

Kruse, H.-P., Kuhlencordt, F., Ringe, J.-D.: Correlation of clinical, densitometric, and histomorphometric data in osteoporosis. In: Calcified Tissues 1975 (Nielsen, S. P., Hjørting-Hansen, E., Eds.), p. 457–461. Kopenhagen: Fadl 1976a

Kruse, H.-P., Kuhlencordt, F., Ringe, J.-D.: Vergleichende Untersuchung klinischer, densitometrischer und histomorphometrischer Befunde bei primärer und sekundärer Osteoporose. In: Symposium CEMO I, exploration morphologique et fonctionelle du squelette (Courvoisier, B., Donath, A., Eds.), p. 31–37. Genf: Editions Médecine et Hygiène 1976b

Kruse, H.-P., Kuhlencordt, F., Wernecke, U.: Die Bedeutung der Mastzellen im Knochenmark bei Osteoporose. Dtsch. med. Wschr. **98**, 2388–2391 (1973)

Kuhlencordt, F.: Pathogenese und Therapie der Osteoporose. Internist (Berl.) **7**, 552–558 (1966)

Kuhlencordt, F.: Definition, Pathogenese und Klassifizierung der Osteoporose. Verh. Dtsch. Orthop. Traumatol. Ges., 57. Kgr., S. 221—226. Stuttgart: Enke 1971

Kuhlencordt, F.: Osteoporosis — a clinical review. In: Calcified Tissues 1975 (Nielsen, S. P., Hjørting-Hansen, E., Eds.), p. 405—411. Kopenhagen: Fadl 1976

Kuhlencordt, F., Kruse, H.-P.: Mikroradiographische und histologische Morphometrie bei primärer und sekundärer Osteoporose. In: Adaptation des Skeletsystems (Heidorn, G., Hrsg.), S. 93—99. Wiss. Zschr. Univ. Rostock 1971

Kuhlencordt, F., Kruse, H.-P.: Was ist gesichert in der Therapie der Osteoporose und Osteomalacie? Internist (Berl.) **15**, 588—593 (1974)

Kuhlencordt, F., Kruse, H.-P.: Erkrankungen der Nebenschilddrüsen. In: Lehrbuch der inneren Medizin (Gross, R., Schölmerich, P., Hrsg.), 5. Aufl. Stuttgart: Schattauer 1977a

Kuhlencordt, F., Kruse, H.-P.: Erkrankungen der Knochen. In: Lehrbuch der inneren Medizin (Gross, R., Schölmerich, P., Hrsg.), 5. Aufl. Stuttgart: Schattauer 1977b

Kuhlencordt, F., Kruse, H.-P., Lozano-Tonkin, C.: Bioptische Klassifizierung der Osteoporose nach Stadium und Aktivität. Dtsch. med. Wschr. **95**, 1791—1794 (1970)

Kuhlencordt, F., Kruse, H.-P., Lozano-Tonkin, C., Wieners, H., Bartelheimer, H.: Vergleichende röntgenologische und morphometrische Untersuchungen bei der Osteoporose. Klin. Wschr. **45**, 1020—1023 (1967)

Kuhlencordt, F., Ringe, J.-D., Kruse, H.-P., v. Roth, A.: Bone mineral determination of radius, ulna, and fingerbones by iodine-125-photonabsorptiometry on healthy persons. In: International Conference on Bone Mineral Measurement 1973 (Mazess, R. B., Ed.), p. 277—281. Washington: U.S. Department of Health, Education, and Welfare, Publication No. 75—683, 1974

Lender, M., Verner, E., Stankiewicz, H., Menczel, J.: Intestinal absorptiooon of ^{47}Ca in elderly patients with osteoporosis, Paget's disease and osteomalacia. Effects of calcitonin, oestrogen and vitamin D_2. Gerontology **23**, 31—36 (1977)

Lentner, C., Lauffenburger, Th., Gunčaga, J., Dambacher, M. A., Haas, H. G.: The metabolic balance technique: A critical reappraisal. Metabolism **24**, 461—471 (1975)

Libermann, U. A., Sperling, O., Atsmon, O., Frank, M., Modan, M., de Vries, A.: Metabolic and calcium kinetic studies in idiopathic hypercalciuria. J. clin. Invest. **47**, 2580—2590 (1968)

Lindsay, R., Hart, D. M., Aitken, J. M., MacDonald, E. B., Anderson, J. B., Clarke, A. C.: Long-term prevention of postmenopausal osteoporosis by oestrogen. Evidence for an increased bone mass after delayed onset of oestrogen treatment. Lancet **1976 II**, 1038—1041

Lloyd, E., Hodges, D.: Quantitative characterization of bone: a computer analysis of microradiographs. Clin. Orthop. **54**, 230—250 (1971)

Lozano-Tonkin, C.: Die Knochenbiopsie und ihre Indikationen in der inneren Medizin. Münch. med. Wschr. **39**, 2213—2219 (1968)

Lozano-Tonkin, C.: Wert der Knochenbiopsie in der Diagnose der kalzipenischen Osteopathien. Z. Rheumaforsch. **31**, 358—366 (1972)

Manzke, E., Chesnut, C. H., Wergedal, J. E., Baylink, D. J.: Relationship between local and total bone mass in osteoporosis. Metabolism **25**, 605—615 (1975)

McLean, F. C., Urist, M. R.: Bone. Fundamentals of the physiology of skeletal tissue, 3. Ed. Chicago-London: The University of Chicago Press 1968

Meema, H. E.: Cortical bone atrophy and osteoporosis as a manifestation of ageing. Amer. J. Roentgenol. **89**, 1287—1295 (1963)

Meema, S., Bunker, M. L., Meema, H. E.: Preventive effect of estrogen on postmenopausal bone loss. Arch. intern. Med. **135**, 1436—1440 (1975)

Meema, S., Reid, D. B. W., Meema, H. E.: Age trends of bone mineral mass, muscle width, and subcutaneous fat in normals and osteoporotics. Calcif. Tiss. Res. **12**, 101—112 (1973)

Meißner, J.: Über die radiologischen Verfahren zur Bestimmung des Mineralsalzgehaltes im Knochen. Radiologe **9,** 129—138 (1969)

Merz, W. A.: Die Streckenmessung an gerichteten Strukturen im Mikroskop und ihre Anwendung zur Bestimmung von Oberflächen-Volumen-Relationen im Knochengewebe. Mikroskopie **22,** 132—142 (1967)

Merz, W. A., Schenk, R. K.: Quantitative structural analysis of human cancellous bone. Acta anat. (Basel) **75,** 54—66 (1970a)

Merz, W. A., Schenk, R. K.: A quantitative histological study on bone formation in human cancellous bone. Acta anat. (Basel) **76,** 1—15 (1970b)

Meunier, P., Courpron, P.: Iliac trabecular bone volume in 236 controls — representativeness of iliac samples. In: Proceedings of the first workshop on bone morphometry (Jaworski, Z. F. G., Ed.), p. 100—105. Ottawa: University of Ottawa Press 1976

Meunier, P., Courpron, P., Edouard, C., Bernard, J., Bringuier, J., Vignon, G.: Physiological senile involution and pathological rarefaction of bone. Quantitative and comparative histological data. Clin. endocr. Metab. **2,** 239—256 (1973)

Meunier, P., Courpron, P., Giroux, J. M., Edouard, C., Bernard, J., Vignon, G.: Bone histomorphometry as applied to research on osteoporosis and to the diagnosis of "hyperosteoidosis states". In: Calcified Tissues 1975 (Nielsen, S. P., Hjørting-Hansen, E., Eds.), p. 354—360. Kopenhagen: Fadl 1976

Meunier, P., Edouard, C.: Quantification of osteoid tissue in trabecular bone. Methodology and results in normal iliac bone. In: Proceedings of the first workshop on bone morphometry (Jaworski, Z. F. G., Ed.), p. 191—196. Ottawa: University of Ottawa Press 1976

Meunier, P., Edouard, C., Courpron, P.: Morphometric analysis of trabecular resorption surfaces in normal iliac bone. In: Proceedings of the first workshop on bone morphometry (Jaworski, Z. F. G., Ed.), p. 156—160. Ottawa: University of Ottawa Press 1976

Montz, R.: Beiträge der Nuklearmedizin zur Diagnostik umschriebener und generalisierter Knochenveränderungen. Z. Rheumaforsch. **31,** 344—357 (1972)

Morgan, B.: Osteomalacia, renal osteodystrophy, and osteoporosis. Springfield/Ill.: Ch. C. Thomas 1973

Neuer, H.: Mengenanalyse mit dem Mikroskop. Zeiss Information **14,** 65—69 (1966)

Newton-John, H. F., Morgan, D. B.: The loss of bone with age, osteoporosis, and fractures. Clin. Orthop. **71,** 229—252 (1970)

Nordin, B. E. C.: Metabolic bone and stone disease. Edinburgh-London: Churchill Livingstone 1973a

Nordin, B. E. C.: Osteoporosis. Introduction. Clin. endocr. Metab. **2,** 155—158 (1973b)

Nordin, B. E. C. (Ed.): Calcium, phosphate and magnesium metabolism. Clinical physiology and diagnostic procedures. Edinburgh-London-New York: Churchill Livingstone 1976a

Nordin, B. E. C.: Nutritional considerations. In: Calcium, phosphate and magnesium metabolism. Clinical physiology and diagnostic procedures (Nordin, B. E. C., Ed.), p. 1—35. Edinburgh-London-New York: Churchill Livingstone 1976b

Nordin, B. E. C., Dallas, J., MacGregor, J., Smith, D. A.: The pathogenesis of osteoporosis. In: L'ostéoporose (Hioco, D. J., Ed.), p. 216—233. Paris: Masson et Cie 1964

Nordin, B. E. C., Horsman, A., Aaron, J.: Diagnostic procedures. In: Calcium, phosphate and magnesium metabolism. Clinical physiology and diagnostic procedures (Nordin, B. E. C., Ed.), p. 469—524. Edinburgh-London-New York: Churchill Livingstone 1976a

Nordin, B. E. C., Horsman, A., Brook R., Williams, D. A.: The relationship between oestrogen status and bone loss in post-menopausal women. Clin. Endocr. **5,** Suppl. 353s—361s (1976b)

Nordin, B. E. C., McGregor, J., Smith, D. A.: The incidence of osteoporosis in normal women: its relation to age and the menopause. Quart. J. Med. (N.S.) **35,** 24—38 (1966)

80

Nordin, B. E. C., Peacock, M., Wilkinson, R.: Hypercalciuria and calcium stone disease. Clin. Endocr. Metab. **1**, 169–183 (1972)

Nordin, B. E. C., Smith, D. A.: Diagnostic procedures in disorders of calcium metabolism. London: Churchill 1965

Olah, A. J.: Histomorphometrie des Knochens. Verh. Dtsch. Ges. Path. **58**, 104–113 (1974)

Olah, A. J.: Aussagemöglichkeiten der histologischen Knochenmorphometrie. Internist (Berl.) **16**, 345–352 (1975)

Olah, A. J., Schenk, R. K.: Veränderungen des Knochenvolumens und des Knochenanbaus in menschlichen Rippen und ihre Abhängigkeit von Alter und Geschlecht. Acta anat. (Basel) **72**, 584–602 (1969)

Pak, C. Y. C., Kaplan, R., Bone, H., Townsend, J., Waters, O.: A simple test for the diagnosis of absorptive, resorptive and renal hypercalcurias. New Engl. J. Med. **292**, 497–500 (1975)

Parfitt, A. M.: The actions of parathyroid hormone on bone: Relation to bone remodeling and turnover, calcium homeostasis, and metabolic bone disease. Part III of IV parts: PTH and osteoblasts, the relationship between bone turnover and bone loss, and the state of the bones in primary hyperparathyroidism. Metabolism **25**, 1033–1069 (1976a)

Parfitt, A. M.: The actions of parathyroid hormone on bone: Relation to bone remodeling and turnover, calcium homeostasis, and metabolic bone disease. Part IV of IV parts: The state of the bones in uremic hyperparathyroidism – the mechanisms of skeletal resistance to PTH in renal failure and pseudohypoparathyroidism and the role of PTH in osteoporosis, osteopetrosis, and osteofluorosis. Metabolism **25**, 1157–1188 (1976b)

Parsons, J. A.: Parathyroid physiology and the skeleton. In: Biochemistry and physiology of bone (Bourne, G, H., Ed.), p. 159–225, Vol. IV. New York: Academic Press 1976

Pommer, G.: Untersuchungen über Osteomalacie und Rachitis. Leipzig: Vogel 1885

Prockop, D. J., Udenfriend, S.: A specific method for the analysis of hydroxyproline in tissues and urine. Analyt. Biochem. **1**, 228–239 (1960)

Rasmussen, H., Bordier, P.: The cellular basis of metabolic bone disease. New Engl. J. Med. **289**, 25–32 (1973)

Rasmussen, H., Bordier, P.: The physiological and cellular basis of metabolic bone disease. Baltimore: Williams and Wilkins 1974

Reeve, J., Hesp, R., Williams, D., Hulme, P., Klenerman, L., Zanelli, J. M., Darby, A. J., Tregear, G. W., Parsons, J. A.: Anabolic effect of low doses of a fragment of human parathyroid hormone on the skeleton in postmenopausal osteoporosis. Lancet **1976 I**, 1035–1038

Reutter, F. W.: Diagnose und Therapie der Osteoporose. Münch. med. Wschr. **116**, 2217–2222 (1974)

Reutter, F. W., Bischof, P., Bekier, A.: Vergleich von Knochenmineralgehalt des Vorderarms und Corticalisbreite am Metacarpale II sowie der Clavicula bei Gesunden und Patienten mit Osteoporose. In: Symposium CEMO I, exploration morphologique et fonctionelle du squelette (Courvoisier, B., Donath, A., Eds.), p. 23–30. Genf: Editions Médecine et Hygiène 1976

Riggs, B. L., Jowsey, J., Kelly, P. J., Arnaud, C. D.: Role of hormonal factors in the pathogenesis of postmenopausal osteoporosis. Israel J. med. Sci. **12**, 615–619 (1976)

Riggs, B. L., Arnaud, C. D., Jowsey, J., Goldsmith, R. S., Kelly, P. J.: Parathyroid function in primary osteoporosis. J. clin. Invest. **52**, 181–184 (1973a)

Riggs, B. L., Jowsey, J., Kelly, P. J., Hoffman, D. L., Arnaud, C. D.: Studies on pathogenesis and treatment in postmenopausal and senile osteoporosis. Clin. endocr. Metab. **2**, 317–332 (1973b)

Ringe, J.-D., Rehpenning, W., Kuhlencordt, F.: Physiologische Änderung des Mineralgehalts von Radius und Ulna in Abhängigkeit von Lebensalter und Geschlecht. Fortschr. Röntgenstr. **12**, 376–380 (1977)

81

Roberts, L. B.: The normal ranges with statistical analysis for seventeen blood constituents. Clin. chim. Acta 16, 69—78 (1967)

Robertson, W. G.: Urimary excretion. In: Calcium, phosphate and magnesium metabolism. Clinical physiology and diagnostic procedures (Nordin, B. E. C., Ed.), p. 113—161. Edinburgh-London-New York: Churchill Livingstone 1976

v. Roth, A., Ringe, J.-D., Kruse, H.-P., Kuhlencordt, F.: Bestimmung des Knochenmineralgehalts durch ^{125}J-Photonenabsorptionstechnik bei Gesunden. Fortschr. Röntgenstr. 121, 597—603 (1974)

Sachs, L.: Statistische Auswertungsmethoden 2. Aufl. Berlin-Heidelberg-New York: Springer 1969

Saville, P. D.: Changes in bone mass with age and alcoholism. J. Bone Jt Surg. 47A, 492—499 (1965)

Saville, P. D.: A quantitative approach to simple radiographic diagnosis of osteoporosis: its application to the osteoporosis of rheumatoid arthritis. Arthr. and Rheum. 10, 416—422 (1967)

Saville, P. D.: The syndrome of spinal osteoporosis. Clin. endocr. Metab. 2, 177—185 (1973)

Sedlin, E. D.: The ratio of cortical area to total cross-section area in rib diaphysis: a quantitative index of osteoporosis. Clin. Orthop. 36, 161—168 (1964)

Shapiro, J. R., Moore, W. T., Jorgensen, H., Reid, J., Epps, C. H., Whedon, D.: Osteoporosis. Evaluation of diagnosis and therapy. Arch. intern. Med. 135, 563—567 (1975)

Singh, M., Nagrath, A. R., Maini, P. S.: Changes in trabecular pattern of the upper end of the femur as an index of osteoporosis. J. Bone Jt Surg. 52A, 457—467 (1970)

Smith, D. M., Khairi, M. R. A., Johnston, jr., C. C.: The loss of mineral with aging and its relationship to risk of fracture. J. clin. Invest. 56, 311—318 (1975)

Smith, D. M., Khairi, M. R. A., Norton, J., Johnston, jr., C. C.: Age and activity effects on rate of bone mineral loss. J. clin. Invest. 58, 716—721 (1976a)

Smith, D. M., Norton, J. A., Khairi, M. R. A., Johnston, jr., C. C.: The measurement of rates of mineral loss with aging. J. Lab. clin. Med. 87, 882—892 (1976b)

Smith, R. W., Frame, B.: Concurrent axial and appendicular osteoporosis. Its relation to calcium consumption. New Engl. J. Med. 273, 73—78 (1965)

Snapper, J.: Bone diseases in medical practice. New York-London: Grune and Stratton 1957

Schenk, R. K.: Zur histologischen Verarbeitung von unentkalkten Knochen. Acta anat. (Basel) 60, 3—19 (1965)

Schenk, R. K.: Morphometrische Analyse der Umbauvorgänge in der Kompakta des Knochens. In: Quantitative Methoden in der Morphologie (Weibel, E. R., Elias, H., Hrsg.), S. 199—217. Berlin-Heidelberg-New York: Springer 1967

Schenk, R. K.: Histologie und Morphometrie der Osteoporose. Dtsch. med. Wschr. 93, 922—923 (1968)

Schenk, R. K.: Basic stereological principles. In: Proceedings of the first workshop on bone morphometry (Jaworski, Z. F. G., Ed.), p. 21—23. Ottawa: University of Ottawa Press 1976a

Schenk, R. K.: Basic symbolisms for stereology. In: Proceedings of the first workshop on bone morphometry (Jaworski, Z. F. G., Ed.), p. 360—362. Ottawa: University of Ottawa Press 1976b

Schenk, R. K.: Endosteal formation surface estimated by histological technique in iliac bone. In: Proceedings of the first workshop on bone morphometry (Jaworski, Z. F. G., Ed.). Ottawa: University of Ottawa Press 1976c

Schenk, R. K.: Histological estimates of bone resorption. Surface parameter in iliac bone. In: Proceedings of the first workshop on bone morphometry (Jaworski, Z. F. G., Ed.). Ottawa: University of Ottawa Press 1976d

Schenk, R. K., Merz, W. A.: Histologisch-morphometrische Untersuchungen über Altersatrophie und senile Osteoporose in der Spongiosa des Beckenkammes. Dtsch. med. Wschr. **94**, 206—208 (1969)

Schenk, R. K., Merz, W. A., Müller, J.: A quantitative histological study on bone resorption in human cancellous bone. Acta anat. (Basel) **74**, 44—53 (1969)

Schneider, C., Montz, R.: Untersuchungen des Kalziumstoffwechsels bei Kranken mit Osteoporose (Radiokalziumkinetik). Röntgen-Blätter **24**, 446—450 (1971)

Schneider, U., Banzer, D., Bange, M.: Comparison of bone mineral concent (BMC) in different skeletal sites. Amer. J. Roentgenol. **126**, 1312—1313 (1976)

Schulz, A., Delling, G.: Histomorphometric preparation and technique. Determination of trabecular bone volume. In: Proceedings of the first workshop on bone morphometry (Jaworski, Z. F. G., Ed.), p. 106—108. Ottawa: University of Ottawa Press 1976a

Schulz, A., Delling, G.: Age-related changes of new bone formation — determination of histomorphometric parameters of the iliac crest trabecular bone. In: Proceedings of the first workshop on bone morphometry (Jaworski, Z. F. G., Ed.), p. 189—190. Ottawa: University of Ottawa Press 1976b

Schulz, A., Delling, G.: Age-related changes of bone resorption parameters in iliac crest trabecular bone. In: Proceedings of the first workshop on bone morphometry (Jaworski, Z. F. G., Ed.), p. 161—162. Ottawa: University of Ottawa Press 1976c

Schulz, A., Sommer, E., Delling, G.: The antagonistic effect of parathyroid hormone (PTH) and estrogens on bone remodelling in ovarectomized rats. Acta endocr. (Kbh.) Suppl. **173**, 166 (1973)

Teitelbaum, S. L., Rosenberg, E. M., Richardson, C. A., Avioli, L. V.: Histological studies of bone from normocalcemic postmenopausal osteoporotic patients with increased circulating parathyroid hormone. J. clin. Endocr. **42**, 537—543 (1976)

Thiemann, K. J.: Methoden zur Diagnostik der Osteoporose aus radiologischer Sicht. Internist (Berl.) **7**, 564—572 (1966)

Trotter, M., Broman, G. E., Peterson, R. R.: Densities of bones of white and negro skeletons. J. Bone Jt Surg. **42 A**, 50—58 (1960)

Uehlinger, E.: Zur Diagnose und Differentialdiagnose der Osteoporose. In: Schweiz. Med. Jahrbuch, S. 39—48. Basel: Schwabe 1958

Urist, M. R.: Orthopaedic management of osteoporosis in postmenopausal women. Clin. endocr. Metab. **2**, 159—176 (1973)

Urist, M. R., Hay, P. H., Dubuc, F., Buring, K.: Osteogenic competence. Clin. Orthop. **64**, 194—220 (1969)

Vaughan, J. M.: The physiology of bone. Oxford: Clarendon Press 1970

Vignon, G., Meunier, P.: Les ostéoses décalcifiantes diffuses de l'adulte. Basel: Ciba-Geigy 1973

Villanueva, A. R., Frost, H. M., Ilnicki, L., Frame, B., Smith, R., Arnstein, R.: Cortical bone dynamics measured by means of tetracycline labeling in 21 cases of osteoporosis. J. Lab. clin. Med. **68**, 599—616 (1966)

van der Waerden, B. L.: Mathematische Statistik. Berlin-Göttingen-Heidelberg: Springer 1957

Wagner, H.: Präsenile Osteoporose. Physiologie des Knochenumbaus und Messung der Spongiosadichte. Stuttgart: Thieme 1965

Wakamatsu, E., Sissons, H. A.: The cancellous bone of the iliac crest. Calcif. Tiss. Res. **4**, 147—161 (1969)

Wegmann, A.: Die Alters- und Geschlechtsunterschiede des Knochenanbaus in Rippenkortikalis und Beckenkammspongiosa. Acta anat. (Basel) **84**, 572—583 (1973)

Wilkinson, R.: Absorption of calcium, phosphorus and magnesium. In: Calcium, phosphate and magnesium metabolism. Clinical physiology and diagnostic procedures (Nordin, B. E. C., Ed.), p. 36—112. Edinburgh-London-New York: Churchill Livingstone 1976

Zanzi, J., Roginsky, M. S., Ellis, K. J., Blau, S., Cohn, S. H.: Skeletal mass in rheumatoid arthritis: a comparison with forearm bone mineral content. Amer. J. Roentgenol. **126**, 1305—1306 (1976)

Zeiss, C.: Druckschrift Nr. G 41—260—d

Ziegler, R., Bellwinkel, S., Minne, H., Delling, G.: Studies in the interrelations between castration osteoporosis and bone atrophy following nerve transsection in the rat — influences of treatment with fluoride and/or calcitonin. In: Calcified Tissue 1972 (Czitober, H., Eschberger, J., Eds.), p. 163—167. Wien: Facta Publikation 1973

Sachverzeichnis

Ätiologie 5
Altersatrophie 5
Altersverteilung 6

Beckenkammbiopsie 12
Bilanz, Kalzium- 43
—, Knochen- 39, 66
—, —, Diskriminanzanalyse 40

Definition 3
Diagnose 7
Differentialdiagnose 7

Einteilung 4, 5

Frakturen 48
Frakturgrenze 34, 54, 68

Geschlechtsverteilung 6
Gleichgewichtsphase 68

Heparin 65
Histomorphometrie 12, 35
—, Knochenresorption 14, 16
—, Knochenneubildung 13, 16
—, Strukturparameter 13, 16, 35
—, Symbole 16
Hydroxyprolin, Urin- 10, 27, 51
—, Kalzurie 30
—, Knochenumbau 51
Hyperkalzurie 50

^{125}J-Photonenabsorption 53

Kalzium, Serum- 9, 19, 47
Kalzium, Urin- 9, 25, 50
—, Hydroxyprolinurie 30
—, Kalziumresorption,
  intestinale 44, 50, 56
—, Knochenumbau 25
—, Osteoklastenindex 30, 50

Kalziumakkretion, Phosphatase,
  alkalische 25, 29, 49
Kalziumbilanz 43
Kalziumkinetik 11, 43, 55
—, Knochenumbau 57
Kalzium/Kreatininquotient 9, 30,
  51
Kalziumresorption, intestinale,
  Kalzurie 44, 56
Knochenanbau 38, 60
—, Phosphatase, alkalische 49
Knochenbilanz 39, 61, 66
Knochenresorption 38, 42, 60
Knochenstruktur 58
Knochenumbau 37, 60, 63
—, Hydroxyprolinurie 51
—, Kalzurie 25
—, Strukturparameter 36
Kreatinin, Serum- 9, 23
Kreatininclearance 9, 23

Mastzellen 65
Mineralgehalt, Knochen- 11, 30,
  32, 53
—, Röntgen-Index 34
—, Spongiosadichte 34

Oberflächendichte, Spongiosa- 35
Östrogene 65
Osteoidvolumen, Phosphatase,
  alkalische 25, 29
Osteoklastenindex, Kalzurie 30
Osteoporose, sekundäre 5, 69
Osteoporoseschub 66

Parathormon 64
Pathogenese 61, 66

Phosphatase, alkalische   10, 25, 28
—, Kalziumakkretion   25, 29, 49
—, Knochenanbau   49
—, Osteoidvolumen   25, 29

Radiologie   10, 52
Reparationsphase   68
Röntgen-Index   10, 31
—, Spongiosadichte   34, 54

Spongiosaoberfläche   35, 59

Strukturparameter, Spongiosa-,
   Knochenumbau   36, 59

Verlauf   61, 66
Verlaufsphasen   67
Volumendichte, Spongiosa-   35, 58
—, Mineralgehalt   34
—, Röntgen-Index   34

Zelldifferenzierung   64
Zellproduktivität   63

Calcium Metabolism, Bone and Metabolic Bone Diseases

Proceedings of the 10th European Symposium on Calcified Tissues Hamburg (Germany), 16–21 September 1973

Editors: F. Kuhlencordt, H.-P. Kruse
1975. 122 figures. XVIII, 381 pages
Cloth DM 62,–; US $ 31.00
ISBN 3-540-06990-9

Prominent scientists assembled from Europe and elsewhere to report on the current problems of calcium metabolism, bone, and metabolic disorders of bone. Both theorists and clinicians are represented here, so that the contents of this book are of interdisciplinary interest, for this is a widely ramified subject. There are some contributions on methods of examination and treatment.

Contents: Methods for Analyzing Bone Metabolism – Progress and Critical Remarks. – Pharmacology and Metabolism of Vitamin D. – Metabolism and Action of Fluoride. – Collagen Structure and Calcification. – Biochemistry and Histochemistry of Bone Disease. – Therapeutical Aspects of Bone Diseases. – Parathyroid Hormone and Calcitonin. – Varia.

A. Labhart

Klinik der inneren Sekretion

Unter Mitarbeit von J.P. Assal, U. Binswanger, H. Bürgi, J.A. Fischer, E.R. Froese, P. Grob, C. Hedinger, A. Jakob, P.J. Keller, G. Kistler, G. Martz, J. Müller, O. Oelz, A. Prader, R. Schoysman, R. Siebenmann, M. Zachmann, J. Zapf, W. Ziegler

3., neubearbeitete Auflage. 1978. 404 Abbildungen.
Etwa 1100 Seiten
Etwa DM 198,–
ISBN 3-540-08581-5

Inhaltsübersicht: Allgemeine Endokrinologie. – Der Hypothalamus. – Das hypothalamoneurohypophysäre System. – Die Epiphyse (Glandula pinealis) und die circumventriculären Organe. – Die Adenophypophyse. – Die Schilddrüse. – Die Nebennierenrinde. – Das Nebennierenmark. – Testis. – Das Ovar. – Die Schwangerschaft. – Störungen der Geschlechtsdifferenzierung (Intersexualität). – Das Pankreas. Parathyreoidea. – Gewebehormone. – Endokrine Überfunktionssyndrome bei ektopischer Hormonbildung (Paraneoplastische Syndrome). – Thymus. – Pluriglanduläre Syndrome. – Wachstum und Entwicklung Grundzüge der Hormontherapie nicht endokriner Krankheiten.

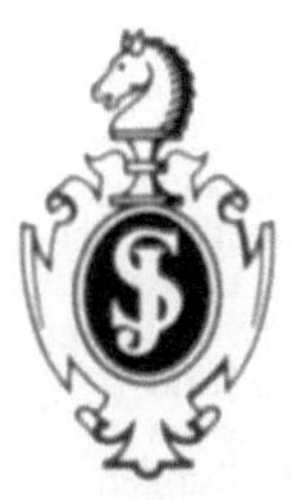

Springer-Verlag
Berlin
Heidelberg
New York

A 3

Die Frakturenbehandlung bei Kindern und Jugendlichen

Herausgeber: B.G. Weber, C. Brunner,
F. Freuler
Unter Mitarbeit zahlreicher Fachwissenschaftler

1978. 462 Abbildungen, 27 Tabellen.
X, 414 Seiten
Gebunden DM 278,–; US $ 139.00
ISBN 3-540-08299-9

Das Buch schließt eine Lücke in der deutsch-sprachigen Literatur über Knochenbrüche bei Kindern und Jugendlichen. Es beschreibt die Pathophysiologie der kindlichen Fraktur, die sich von der des Erwachsenen unterscheidet, und die daraus resultierenden Behandlungs-methoden. Es informiert über Teilfragen, über alle vorkommenden Knochenbrüche, gibt genaue Behandlungsanweisungen und legt Einzelergebnisse und Statistiken vor. Es reprä-sentiert die „St. Galler Schule".
Die Erfahrungen der Klinik für Orthopädische Chirurgie des Kantonspitals St. Gallen werden durch die einschlägige Literatur ergänzt. Da-durch entsteht eine umfassende Abhandlung über die Kinder-Traumatologie. Dieses Gebiet steht bisher etwas im Schatten der Erwachsenen-Traumatologie, verdient jedoch, bei der heuti-gen Gefährdung der Kinder beim Sport, im Verkehr, etc. besonderer Aufmerksamkeit.

Inhaltsübersicht: Histomorphologische und physiologische Grundlagen des Skeletwachs-tums. – Frakturheilung am ausgereiften und am wachsenden Skelet. – Die Behandlung von Frak-turen beim Kind und Jugendlichen. – Geburts-trauma, Thoraxtrauma, Aldominal- und Mehr-fachverletzungen, Kindesmißhandlung. – Frakturen der Clavicula der Scapula. – Frak-turen am proximalen Humerus. – Humerus-schaftfrakturen. – Fraktur des Epicondylus me-dialis. – Supracondyläre Humerusfrakturen. – Ellenbogenbrüche. – Vorderarmschaftfrak-turen. – Distale Vorderarmfrakturen. – Fraktu-ren am Handskelet. – Frakturen und Luxationen der Wirbelsäule. – Frakturen des Beckens und des Acetabulums. – Frakturen am proximalen Femur. – Femurschaftfrakturen. – Frakturen im Kniegelenkbereich. – Die proximale metaphy-säre Tibiafraktur. – Unterschenkelfrakturen. – Frakturen der Malleolengegend. – Talus- und Calcaneusfrakturen. – Mittel-, Vorfuß- und Zehenfrakturen. – Amputationen bei Kindern. – Schlußbetrachtung und Zusammenfassung.

Manual der Osteosynthese

AO-Technik

Von M.E. Müller, M. Allgöwer, R. Schneider,
H. Willenegger
In Zusammenarbeit mit W. Bandi, A. Boitzy,
R. Ganz, U. Heim, S.M. Perren, W.W. Rittmann,
T. Rüedi, B.G. Weber, S. Weller

2., neubearbeitete und erweiterte Auflage. 1977.
345 zum Teil farbige Abbildungen, 2 Schab-lonen für präoperative Planung. X, 409 Seiten
Gebunden DM 236,–; US $ 118.00
ISBN 3-540-08016-3

Die große Nachfrage nach dem Manual hatte unveränderte Neudrucke erfordert, denen die Autoren nicht ohne Bedenken zustimmten, da manches an der ersten Auflage verbesserungs-bedürftig erschien. Jetzt konnte die zweite voll-ständig überarbeitete Auflage fertiggestellt werden. Neben einem möglichst didaktischen Vorgehen war es besonders wichtig, die Zusam-menhänge zwischen Einteilung der Bruch-formen sowie Prognose und Behandlungs-techniken herauszustellen, wobei das große *Erfahrungsmaterial von über 35000 Fällen der AO-Dokumentation zur Verfügung stand.*

Im ersten Teil werden die auf biomechanischen Grundversuchen fußenden Prinzipien der stabi-len Osteosynthese erklärt und ihre technische Verwirklichung am Knochen dargestellt. Der zweite Teil ist der Systematisierung der Fraktur-typen der verschiedenen Skelettanteile und ihrer entsprechenden Behandlung gewidmet, und im Anhang werden die Pseudarthrosen, Fehlstel-lungen und Arthrodesen dargestellt. Etwas mehr Gewicht als bisher wird auf die sachgemäße Anwendung des neuen „äußeren Festhalters" (Fixateur externe) gelegt.

Inhaltsübersicht: Allgemeiner Teil: Ziele, Grundlagen und Prinzipien der AO-Technik. Mittel zur Erzielung einer stabilen Osteosyn-these. Präoperative, operative und postoperative Hinweise. – Spezieller Teil: Osteosynthese der frischen Frakturen. Einleitung. Geschlossene Frakturen beim Erwachsenen. Offene Frakturen beim Erwachsenen. Frakturen beim Kind. – Anhang: Wiederherstellungschirurgie am Knochen. Einleitung. Verzögerte Heilungen. Pseudoarthrosen. Osteotomien. Arthrodesen.

Preisänderungen vorbehalten

Springer-Verlag Berlin Heidelberg New York